美木良介
*Miki Ryosuke*

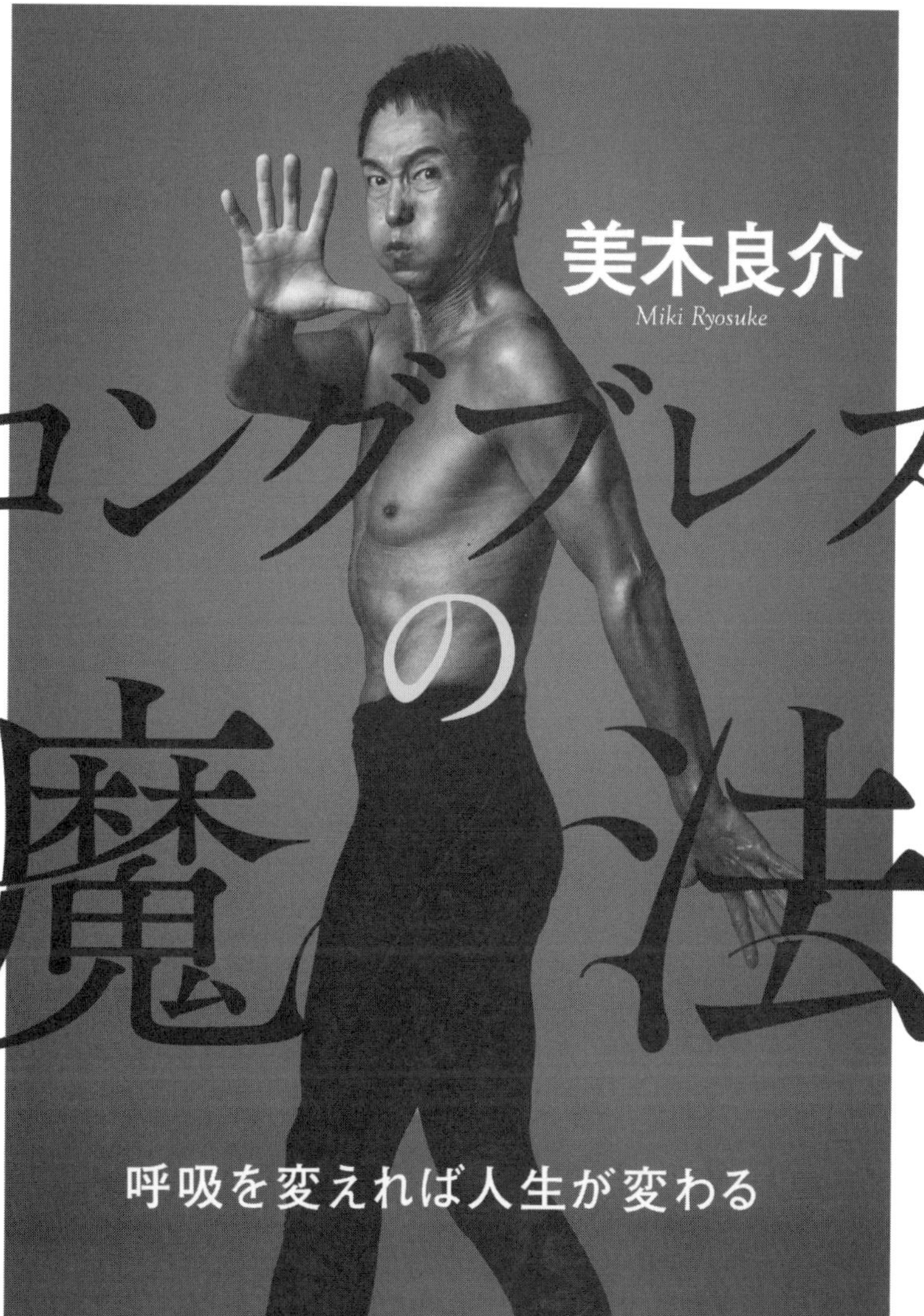

# ロングブレスの魔法

呼吸を変えれば人生が変わる

幻冬舎

# はじめに　ロングブレスとは魔法である

こんにちは、美木良介です。

私が２０１１年に発表した呼吸法「ロングブレス」はこれまでにＤＶＤつきの書籍を８冊発売。おかげさまでさまざまな形でテレビ番組や雑誌等で取り上げていただき、多くの方々に認知されるようになりました。

そもそもロングブレスは、「10分立てない、10分座れない、10分歩けない」ほどのひどい腰痛に見舞われていた私が、絶望の底から這い上がるために、必死で悩み考え、ようやく生み出した健康法です。

しかしながら、最初に注目されたのは、そのダイエット効果でした。それもそのはず。ロングブレスを実践し始めてから40日で、私の体重は13・５キロも落ちたのです！　当時の私は運動ができる状態に全くなく、ダイエットが目的でもなかったので、特に食事制限もしていませんでした。それなのに、呼吸だけで、75キロあった体重が61・5キロまで落ちるとは……。しかも、それまでどんなに鍛えても割れなかった腹筋までもが、6つに割れたのです。そして、あれだけ痛かった腰の痛みが、嘘みたいにきれいさっぱりなくなりました。

ロングブレスは、長年にわたって私を苦しめていた身体《からだ》の痛みを消し去ってくれただけでなく、見た目にも美しい身体に導いてくれたのです。まるで別人のようになった私を見て、周囲は大騒ぎ。私自身、思ってもみなかった副産物にとても驚きました。


ロングブレスは息を強く長く吐く呼吸。まだロングブレスをよくご存知ない方は、なぜ、それだけで体重が落ちるのか、不思議に思うかもしれません。これには、ロングブレスを行う際の身体の動きが関係しています。

ロングブレスはひと言で言うと、「お腹を引っ込めたまま、強く長い呼吸を繰り返す呼吸法」。具体的には、お尻に力を入れ、肋骨《ろっこつ》と腰骨の間をまっすぐ伸ばした状態で鼻から3秒息を吸い、臍下《せいか》丹田《たんでん》（おへそから指3本下）に力を入れて、口から思い切り7秒息を吐きます。すると、身体の深いところに位置する深層筋（インナーマッスル）が鍛えられ、みるみるうちにお腹周りや身体全体が引き締まっていくのです。

また、インナーマッスルが鍛えられると、内臓も一緒に動くため、体温が上がり、血流がよくなり、代謝も上がる。その結果、ただ体重を落とすだけでなく内臓脂肪を減らして、代謝の高い身体につくり変えられるというわけです。以前、テレビ番組でデータをとったところ、ロングブレス1回（10秒）と腹筋運動（5回）を比較した場合、1回のロングブレスのほうが筋肉への働きかけが大きく、固い筋肉がつくられるという結果がでました。それくらい、効率的に筋肉量を増やして脂肪を減らせるのです。

これからどう生きていけばいいのかと思い詰めるほどお先真っ暗だった私の人生は、ロングブレスの発案をきっかけに光を取り戻しました。私は多くの方にこの健康法を伝えたいと考え、ロングブレススタジオをオープン。スタジオを訪れる方の悩みによって、基本的なロングブレスの方法から、さらに効率よく悩みを解消できるようにロングブレスにエクササイズやトレーニングを加えた方法を取り入れ、現在も毎日のようにレッスンを行っています。

いろんな不調を抱える老若男女の生徒さんと向き合う中で、腰痛改善、ダイエットの成功はもちろん、肩こりがなくなった、冷え性が解消された、不眠が治った、血圧が下がったなど、嬉しい報告をたくさん受けています。その中には、糖尿病が改善した方、脳梗塞や脳出血など重大な病から復活した方もいて、私自身、「え？　それ本当!?」と信じられないような、まるで奇跡としか言えない体験談も多々ありました。

これらの話を、ロングブレススタジオの会員である幻冬舎の見城徹社長にしたところ、しみじみとこうおっしゃったのです。

「美木さん、ロングブレスって魔法ですね！」

つねづね「ロングブレスは究極の健康法」だと公言してきましたが、これまでの事象を表すのに、まさに「魔法」という言葉はピッタリ！　実際、生徒さんの中には、医師も驚いた、いわば医学的には説明がつかない回復例もあったのです。これを魔法と言わずしてなんと呼ぶか。私自身、長年悩まされた痛みからの解放は、まるで魔法にかかったような体験でした。

本書では、ロングブレスによって、どんな魔法がかかるのか、目の前で起きた数々の事例をもとに、そのパワーをご紹介していきます。また、私がこの10年、日々この呼吸法に真剣に向き合ってきた過程も書きました。もしかしたら、ロングブレスのことは知っていても、あまりの簡単さに怪しいと思い、遠ざけている方もいるかもしれません。しかし、この本を読み進めてくだされば、ロングブレスがいかに身体を健康にし、免疫力の高い身体に導くのか、ご納得いただけると自負しております。

私の人生を変えたロングブレスは、皆さんの人生をも変える可能性があります！　まずは本書にて、ひと足先にロングブレスで人生が変わった方々の奇跡体験をご体感ください。読み終わる頃にはきっと、まるで魔法にかけられたように、息をフーッと吐きたくなるはずです。考案者としてはそうなっていただけることが無上の喜びという思いも込めて、『ロングブレスの魔法』をお届けしていきます。

## ［基本の呼吸法］

うまく息を吸って吐くことができない方はこちらから。基本のロングブレスに必要な身体の動きと呼吸のコツが会得できます。

### 呼吸法1

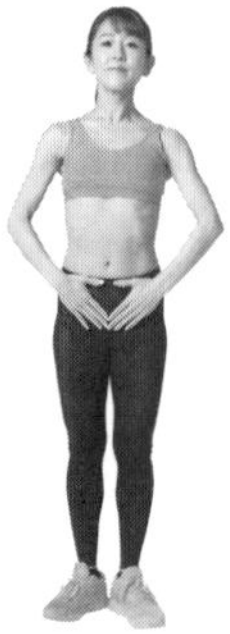

①かかとをつけて立ち、手のひらをおへそから指3本下の丹田にあて、お腹がへこんでいることを確認し、鼻から3秒息を吸う。

→

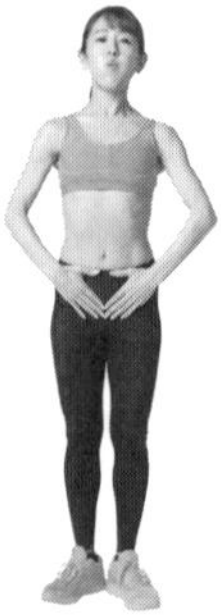

②お腹をへこませたまま、口から15秒息を吐く。丹田を意識して、お腹と背中をくっつけるように息を長く吐き続ける。

＼寝たままできる／

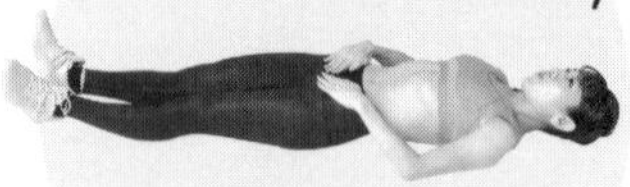

仰向けになり、おへそから指3本分下に手を当てる。お腹をへこませたまま鼻から3秒吸い、口から15秒吐く。腰に負担をかけずにできる。

### 呼吸法2

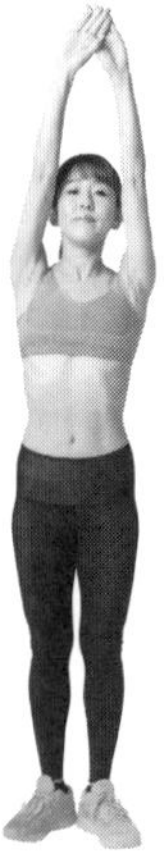

①かかとをつけ、つま先を開いて立ち、両腕をまっすぐ上に伸ばして両手を頭上で合わせる。お尻をキュッと締め、鼻から3秒息を吸う。

→

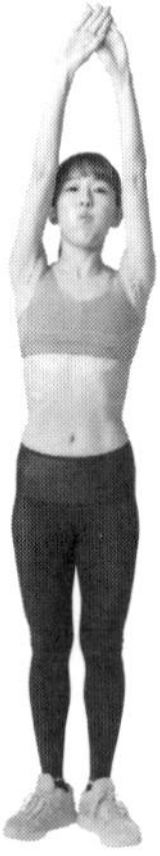

②両腕を伸ばしあごを上げた姿勢をキープし、肋骨と腰骨の間をまっすぐ伸ばして口から10秒息を吐く。息を吐くときは頬を膨らませて。

＼座ってできる／

肩甲骨をできるだけ寄せて両腕を上に伸ばし、両手を頭上で合わせる。お腹をへこませたまま鼻から3秒息を吸い、口から10秒吐く。

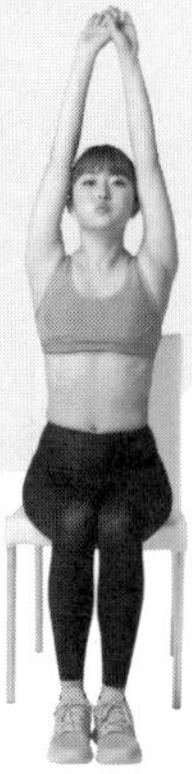

## ［基本のロングブレス］

お腹をへこませたまま、鼻から3秒息を思い切り吸って、口から7秒で息を吐ききる、基本のロングブレス。さあ、本番です！

### 立って行うロングブレス

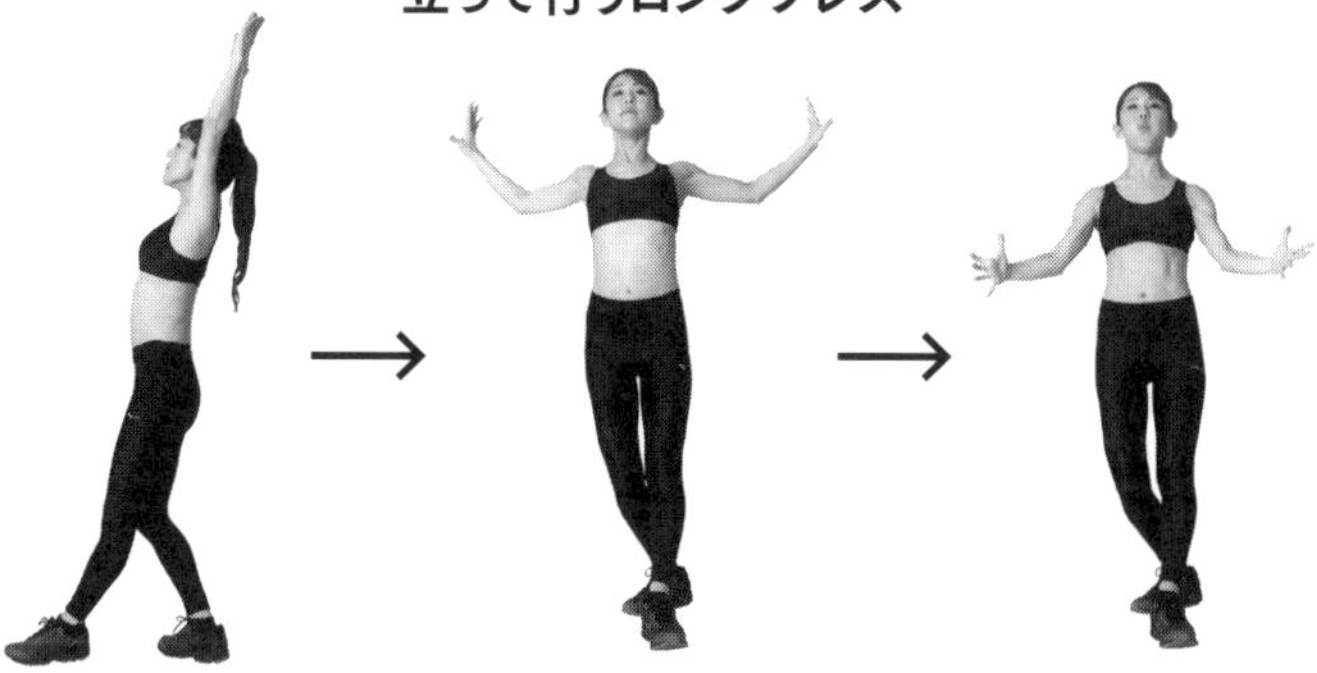

①片脚を半歩出し、お尻を締めて両腕を上げる。鼻から3秒息を吸い、後ろ脚に重心を置き、背中から脚が一直線になるように上半身を倒す。

②頭上に伸ばしていた両腕を左右に広げる。肩甲骨がつくくらい上半身を開くことを意識する。ひじが下がらないように注意。

③腕を下ろし、両手で大きなボールを横からつぶすような体勢で、口から7秒吐く。この呼吸を3回。脚の前後を替えて同様に3回。

### 座って行うロングブレス

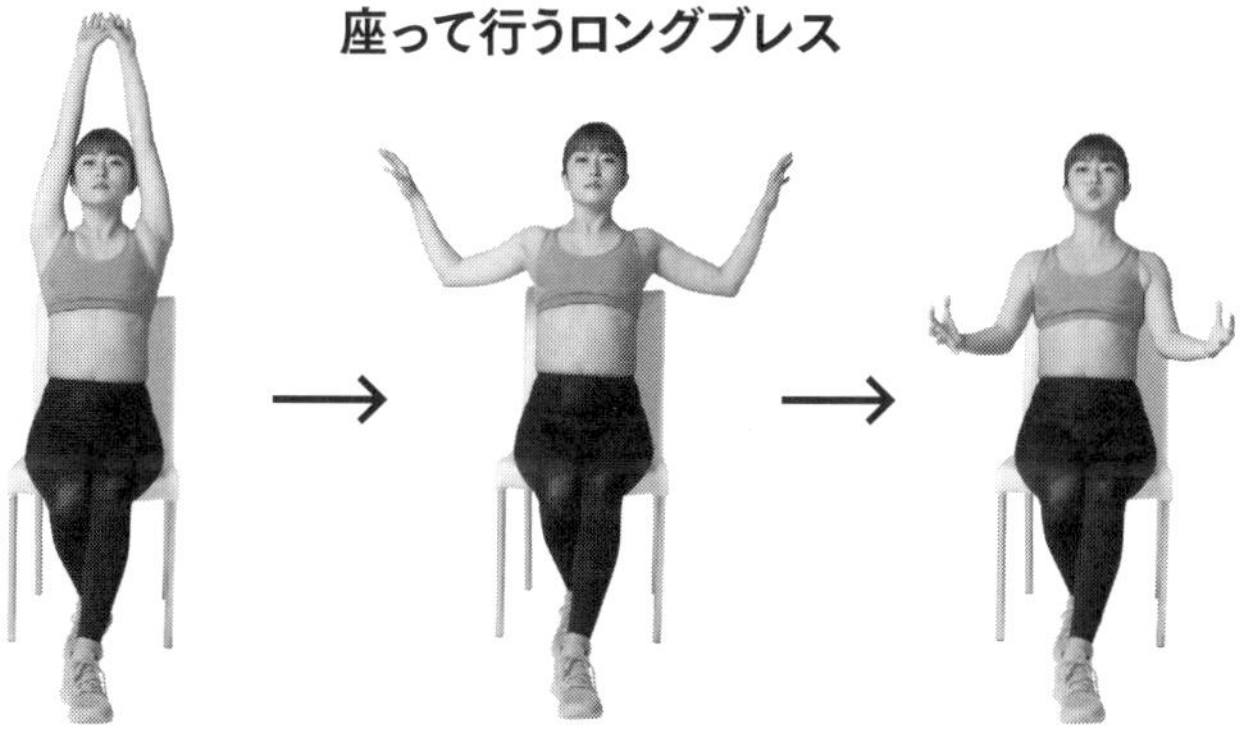

①椅子に浅めに座り、片脚を半歩前に。お腹とお尻を引き締め、肋骨と腰骨の間を伸ばす。両腕を頭上に上げて、鼻から3秒息を吸う。

②頭上に伸ばしていた両腕を左右に広げる。肩甲骨がつくくらい上半身を開くことを意識して。ひじが下がらないようにする。

③腕を下ろし、両手で大きなボールを横からつぶすような体勢で口から7秒吐く。この呼吸を3回。脚を前後替えて同様に3回。

## 魔法 episode 1
## ロングブレスで死ぬほどつらい腰痛が消えた！



## 魔法 episode 2
## ロングブレスは誰もが痩せまくる！

## 魔法 episode 3

# ロングブレスは内臓脂肪をしっかり落とす



## 魔法 episode 4

# ロングブレスは血圧、糖尿病を改善！

**血糖値も下げた**

## 魔法 episode 7

# ロングブレスで脳梗塞、脳出血から復活！ 認知症予防にも



## 魔法 episode 8

# ロングブレスはメンタルも鍛える！

魔法 episode

# I

# ロングブレスで
# 死ぬほどつらい腰痛が消えた！

まずは、私がロングブレスを発案した経緯を詳しくお話ししましょう。

私は23歳で歌手・俳優デビューする前は、野球一筋の人生を送っていました。プロ野球選手になると決めて小学5年生の頃から父と一緒に野球のトレーニングを始め、高校球児として甲子園に2度出場。大学でも続けていましたが、肘の故障でプロ入りの夢を断念しました。その後、野球をしていた頃の無理がたったり、芸能界での役作りの減量なども影響したりしたのでしょう。20代のうちから、ギックリ腰を何度も繰り返すようになったのです。それにもかかわらず、私は俳優になってからも身体を鍛えることが大好きだったので、たとえギックリ腰になろうとも、しばらく休んだのちにトレーニングを再開していました。

## 22年にわたるつらい腰痛の始まり

30歳のあるとき、ドラマの撮影が延期になり、ひと月ほどスケジュールが空きました。この頃ひそかに「芸能界一、いい身体になる」という目標を持っていて、ぼーっとするのも苦手な性分ゆえ、どうせだったらこの期間に集中的にトレーニングしようと、スポーツジムに行くことにしたのです。連日、4時間以上のトレーニングに励んでいました。

その日もいつものように、ベンチプレスを行うことに。60キロは普段から持ち上げている重量だったので特段気をつけなかったと思います。しかし、バーベルを持ち上げようと前かがみになった瞬間、腰がグキッ。まずい！　嫌な音とともに、今までになかった痛みが背中と下半身に走りました。

でも、すっかりギックリ腰に慣れていた私はしばらく治療すれば治るだろう、筋肉がしっかりついているから1〜2日でまた運動ができる身体に戻るだろうと、安直に考えてしまったのです。これが大間違いでした。その日から、腰の痛みはまったく引かず、その後52歳まで、ずーっと腰痛に悩まされる人生が始まったのです。

経験がある方はおわかりでしょうが、腰痛を抱えながら仕事をするのは本当につらい。私もなんとかこの痛みから逃れたいと、日本中の名医と呼ばれる人のもとを訪ねました。診断名は医師によってさまざまで、「ヘルニア」「狭窄症」という人もいれば「坐骨神経痛」という人もいる。あらゆる腰の病気の診断名が下されました。約8割の腰痛は原因不明と言われていますが、私の場合も何が悪さをしているのか、医師でもわからない状態だったのです。

病院以外にも、誰かから「ここなら治る」という評判を聞けば、藁《わら》にもすがる思いで、日本全国どこへでも治療に出向きました。しかし、整体、指圧、気功、鍼《はり》、カイロプラクティック、どれを試しても私の腰の痛みは治らなかったのです。

それどころか、ある鍼の診療所で、治療の途中、左脚にびりーっと痺《しび》れが走りました。「先生、左脚がすごく痺れているんですが、大丈夫でしょうか？」と訴えたところ、「ああ、それは治療中によくあること。しばらくしたら取れますよ」と。しかし、左くるぶしから坐骨にかけての痺れはその後52歳まで22年間取れず、私の身体にさらにつらい症状を残すことになりました。

50歳を過ぎた頃から腰の痛みはますます耐え難いものとなり、日常生活にも支障をきたすほどでした。そして52歳のある朝、いつものように痛みで目が覚めてしまった瞬間、突如、絶望感に襲われたのです。

「俺はどうやって生きていったらいいんだろう。まだ10歳にもならない娘がいて、妻がいて、このままだと仕事ができない上に、家族にも負担をかけてしまう。どうやって生活したらいいんだろう」

身体の痛みと絶望感から、起き上がることができませんでした。

のちに受けたインタビューで、「その頃はどんな動きがつらかったんですか？　時代劇の殺陣《たて》とかでしょうか」などと聞かれましたが、演技どころではありません。「10分立てず、10分座れず、10分歩けなかった」のです。

つまり、同じ姿勢をたったの10分も保つことができない。撮影が長期にわたる連ドラや映画に出演するのが無理なら、収録が1日で終わるバラエティに出たいと思っても、座っていると痛みのせいで吐き気がし、変な汗が出てきてしまう。どの動きが痛いというのではなく、意識が覚醒している限り、ずーっと痛いのです。「このままでは生活できない」という恐怖が走り、どうにかしなければと焦りが募りました。

## 呼吸との出会い

不安と痛みを抱える日々を過ごしていた私に、ようやく人生を変える大きな気づきがあったのは、知り合いの病院を訪れたときでした。そこで、呼吸を意識しながら寝たまま行う腰痛体操を教えてもらったのです。これまで何をやってもダメだったので、最初の感想は「これもあまり効かないだろうな」でした。しかし、このとき、「呼吸」というワードが妙に心に残ったのです。呼吸は、たとえ腰の痛みがつらくとも、寝たままでも、座ったままでもできる。これは試してみる価値があるんじゃないか。当時は腰の痛みから仕事もセーブせざるをえなかったので、よし、時間はいくらでもあるんだから、呼吸のことを勉強してみようと思いました。小さな目標ではあるものの、自分にできること、やるべきことが見つかって、ほんの少し気持ちが軽くなったのを、今でも覚えています。

それからは本屋さんで腰痛や身体に関する本を買いあさり、足りないものは図書館に通って読み込む日々。呼吸に関する膨大な本を読んでいくうちに、当時はあまり耳慣れない「インナーマッスル」という言葉を知りました。

よく、「体幹＝インナーマッスル」と捉えている方がいますが、正確には違います。体幹とは人間の頭部と四肢を除くすべての部分の名称で、いわば胴体のこと。大胸筋などの目に見える筋肉をアウターマッスルと言うのに対し、インナーマッスルは別名を深層筋と言うように、身体の深いところにある筋肉を総称した呼び名です。中でも核となるのは、体幹を囲む横隔膜と腹横筋、多裂筋、骨盤底筋群のこと。これらの筋肉は呼吸することによって動きます。

ある本に、「多裂筋が太い人は腰痛になりにくい」とありました。勉強していくと、多裂筋を覆うのは腹横筋だとわかった。そして、この腹横筋は息を吐けば吐くほど収縮するので、「呼吸をすれば一緒に多裂筋が鍛えられるのでは？」と思い至ったのです。さらに「呼吸を意識的にしっかりと行えば、インナーマッスル全体を鍛えられるのでは？　腰周りの筋肉を鍛えていけば、自前のコルセットになるのではないか」と。

また、呼吸と密接な関係を持つ武道の本には「臍下丹田」という言葉がやた

## ［体幹とインナーユニット］

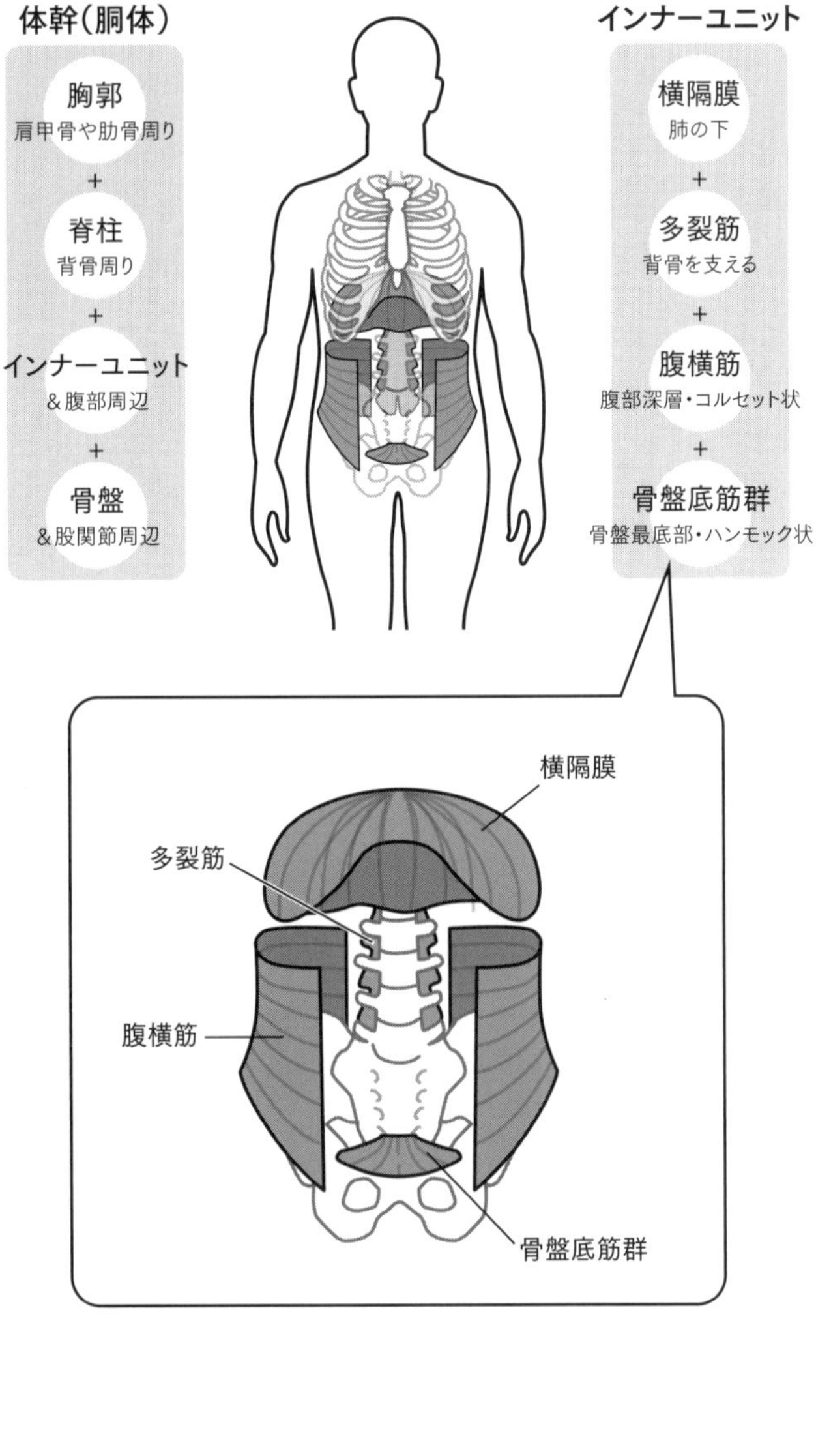

ら出てくることにも気づきました。身体の中心にある、おへそから指3本下に集中して力を込めると、心身の気力が湧いてくると言われている箇所です。呼吸にはきっと何かがある——。そう思うと、目の前が一気に開けていくような気がしました。

## ロングブレス誕生

それからは行動あるのみ！　まずはインナーマッスルを鍛えるため、腹式呼吸を繰り返してみました。腹式呼吸とは、息を吸い込むとき空気をため込むようにお腹を膨らませ、吐くときにお腹をへこます方法。やってみると、気持ちがいいものの、思ったよりお腹周りに負荷がかからない。どうしたら負荷をかけられるのだろうと考えていたところ、西洋の陸上界では、お腹を引っ込めたまま〝逆腹式呼吸〟で走り込みトレーニングをするという文献を見つけました。ならばと、お腹を引っ込めたまま口から息を思い切り吸って、引っ込めたまま口から吐いてみると、お腹周りの締まりをものすごく感じたのです。

その日から毎日、〝逆腹式呼吸〟を続けていましたが、どうしても思い切り息が吸えませんでした。そこで、口から吸うのをやめて鼻から吸うのに切り替えると、空気をたっぷり取り込める感覚があり、その分、口から長く息が吐けたのです。しかも、一生懸命呼吸を繰り返していると、ほんの1～2分で身体が熱くなり、じんわりと汗をかいてくる。これはもしかして、身体がいい方向に向かっている証拠じゃないかと、わくわくしました。やればやるほどどんどん汗が出てくるし、お腹も減る。ただの呼吸なのに、まるでジムで何時間も運動したような疲れがある。ただしそれは心地よくて、爽快感を感じられるものでした。

その後も取り憑《つ》かれたように呼吸を繰り返しました。ふと、身体がどんな動きをしているのか確認してみようと思い、上半身裸になって鏡を見ながらやってみると、息を吐くたびにお腹がギューッと締まるのがよくわかる。手を動かしたらどうなるかなど、鏡越しにさらなる研究を重ねながら夢中で呼吸を続けていくと、鼻から3秒吸って口から7秒吐くのがいちばん効くことを実感。さらに、お尻を締めるには片脚を前に出し、後ろに重心をかけた状態でやることがいいなど、現在の基本のロングブレスの形をつくりあげていったのです。そうして試行錯誤しているうちに、あれほどつらかった腰の痛みが少しずつ引いていることに気づきました。

そして息を吐き続けて約ひと月がたった頃、鍼を打って以来、ずーっと痺れていた左脚の痺れが、なんと消えたのです！　さらに腰も伸ばせるようになり、私は久しぶりに心からの笑顔を取り戻しました。

だいぶ〝普通〟の身体に戻ってきたことを確認した私は、次のステージへ進むことにしました。安静にしていると痛みのないように身体をかばうため、筋肉がもとある位置とは違う位置で固まってしまう。動かしたほうがいいという説を信じ、ウォーキングを始めることにしたのです。

ちょっと前までは10分も歩けない身体でしたから、最初はそれはそれは不安でした。しかし、骨盤底筋群に負荷をかけるためにお尻を締めて歩いてみたり、大きく手を振ることで肩甲骨周りの僧帽筋《そうぼうきん》を動かして下半身の筋肉を連動して緩めたり、上半身をひねって歩きながら体幹と足をつなぐ筋肉・腸腰筋《ちょうようきん》を伸ばしてみたり、考えられることや試せることを実験しながら少しずつ歩いてみたのです。

初日は30分で痛みが出てしまいましたが、自分の理論を信じ、続けていったところ、40〜45分を過ぎた頃には痛みが引いていきました。よし、これならもっといけるぞ！　と確信し、翌日からは毎日90分間歩いてみることに。その間の呼吸のリズムを研究したところ、最初は4歩で吸って4歩で吐くテンポが無理なくできて、慣れたら4歩で吸って6歩で吐く、さらに慣れたら4歩で吸って8歩で吐くとよく効くことがわかりました。

そうして歩き続けた結果、左脚の痺れは完全になくなり、腰痛もすっかり消え去っていたのです！　さらに、前述したように、体重は13・5キロ減。しかも、これまでいくらトレーニングしても割れなかった腹筋が、いわゆる6《シックス》パックになっていました。腰の痛み、そしてお腹周りに効くいちばんの方法は、そう！　ロングブレスだったのです。

ここまでが、私がロングブレスを生み出すまでの、40日間のあらましです。文字にするととても順調そうですが、明日の自分が見えず、とにかく何をやるにも必死でした。どうしたらインナーマッスルを効率的に鍛えられるか。膨大な資料を読み込み、自分で理論を考えながらつくったトレーニングだったからこそ、ここまで効果が出たのだと思います。ロングブレスは、決して思いつきや、やみくもに身体を動かして、偶然に到達した結果ではないのです。

また、ここまで来られたのは、自分の頑張りだけではありません。妻の多大なサポートがあったからです。妻は、私のいちばんの理解者でした。実は、腰の痛みでどん底にいた2011年、仕事もままならない中、私のことを信じてくれ、「逆境のほうが美木良介は力が出るはず」とあえてマンションの購入を提案してくれました。そして毎日、とにかく身体にいい食事を用意してくれたのです。おそらく妻は芸能人と結婚してこんな生活になるとは、思ってもいなかったはず。それなのにずっとついてきてくれた彼女には、感謝してもしきれません。

## ブームの予感

久しぶりに走れるまでになった身体を手に入れた私は、あまりに嬉しくて、この体験を誰かに伝えたいと思い、所属していた事務所に久しぶりに顔を出しました。腰痛のせいでしばらく仕事をセーブしていたこともあり、悪い方向に捉えられたのでしょう。皆、私の変貌ぶりに、内心病気にかかったのではないかと思ったそうです。確かに思い返すと、明らかに戸惑いの表情を浮かべていました（笑）。

しかし、私が笑ってシャツをめくり6つに割れたお腹を見せて、40日かけて腰痛を克服した話をすると、スタッフの目の色が変わりました。興奮を隠さず「美木さん、この話をテレビでしましょう！」と言ったのです。

大げさかもしれませんが、これから起こるロングブレスブームの導火線に火がつけられた瞬間でした。私は、ロングブレス旋風を起こすという野心よりも、痛みのない身体を手に入れたことで、ようやくこれで目いっぱい仕事ができる！　という嬉しさでいっぱい。「なんでもやります」と力強く答えたのでした。

### [40日後の身体の変化]

Before

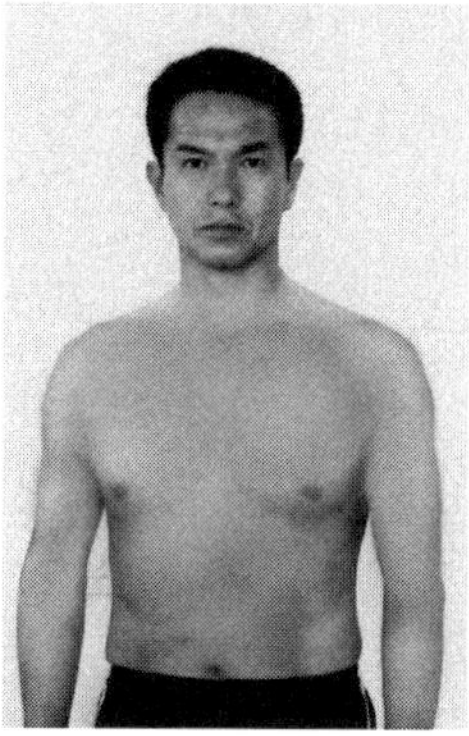

After

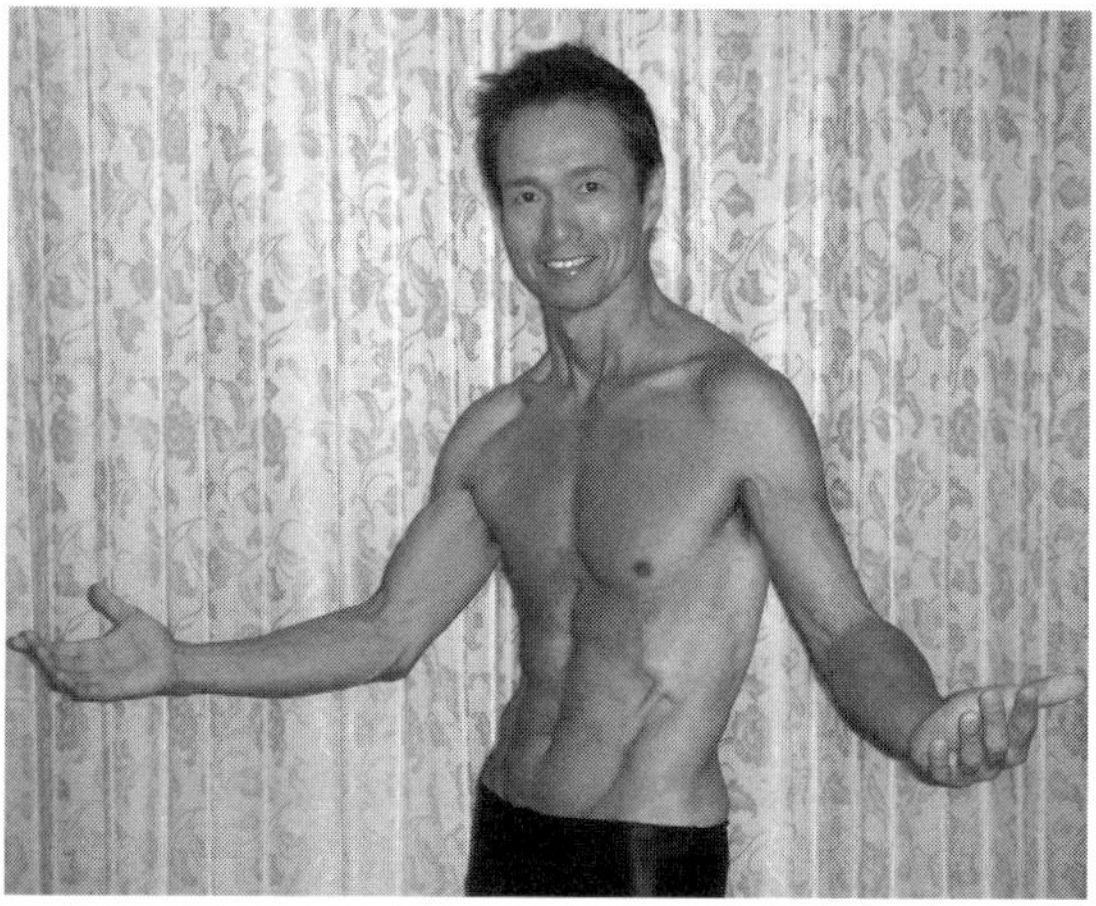

# 魔法 episode 2

# ロングブレスは誰もが痩せまくる！

ロングブレスの体験談を引っ提げて初めてテレビに出演したのは、TBS系の『ひるおび！』でした。腰痛を乗り越えた話をしたところ、番組内で驚きの声があがり、ネットでもかなりの反響があったのです。すると、徳間書店から、書籍を出さないかと声がかかりました。

当時は空前のダイエットブーム。『カーヴィーダンス』や『モムチャンダイエット』など、話題のダイエット法が連日のようにテレビ番組や女性誌で取り上げられていました。そこで徳間書店はロングブレスのダイエット効果に目をつけ、オファーしてくれたのです。その頃、光文社の『美ST』からも連載依頼が。本誌で連載を始め、ウェブサイトで本誌記事が掲載されるとずっと一番人気の記事となりました。次々と舞い込むオファーに、これはオリジナルの名前が必要だと考え、長く息を吐くことから「ロングブレス」と名付けました。

## テレビ番組で人気沸騰

11年5月、徳間書店から初めての書籍『美木良介のロングブレスダイエット』を発売。新宿の福家書店で発売イベントをしたところ、スポーツ新聞全紙が取材に来てくれ、ロングブレスのポーズをとる上半身裸の姿が役者としては経験がないくらいの大きさでドカーンと掲載されるなど、大いに盛り上げてもらいました。

イベントの様子を『モーニングバード！』（テレビ朝日系）などのワイドショーがオンエアしてくれたことにより、初版３０００部だった本はあっという間に重版。話題が話題を呼び、『ぐるぐるナインティナイン』（日本テレビ系）や『ひみつの嵐ちゃん！』（ＴＢＳ系）からも声がかかりゲスト出演しました。番組内で嵐の大野智さんと二宮和也さん、歌手の倖田來未さんにロングブレスを教えると、気に入ってもらえたのでしょう。その後、この番組には２回も呼んでもらいました。

ちなみに嵐のコンサートでは、二宮さんが「ロングブレスで腹筋割れました」と言ってくれたり、コンサートの打ち上げの最後に「皆さん、息を拝借、よーお、フーッ」とロングブレスで一本締めしてくれていたそうです。『ＶＳ嵐』（フジテレビ系）に出演した際、嵐の方達から直接お聞きしました。また、

『ひみつの嵐ちゃん！』の最終回の最後は大野さんのロングブレスで終わりを告げたのです。大人気の嵐も夢中になってくれたことで女性誌の取材も増え、ロングブレスの名が一気に世に知れ渡るようになりました。

嵐の番組以外でも、ロングブレスを指導する機会が増えていきました。10月には『メレンゲの気持ち』（日本テレビ系）で、いとうあさこさんを指導。彼女はロングブレスを1分しただけで「息しかしてないのにすごい熱いー！」と漏らし、ものすごい大量の汗をかいていました。

また、翌12年の1月には、ダウンタウンの浜田雅功さんがMCを務める『Oh！　どや顔サミット』（テレビ朝日系）に出演し、3名の芸能人が1ヶ月でどのぐらい痩せるかに挑戦。僕が一度指導したあと、皆さんに自宅で取り組んでもらった結果、タレントの澤山璃奈さんは体重が2・8キロ減。当初の目的だったウエストダウンにいたっては、6・8センチも細くなりました。さらに、ものまね芸人の山本高広さんは体重8・3キロ減、ウエストサイズはマイナス15・8センチ。そして、体重125・6キロだったお笑い芸人『響』の長友光弘さんは13・8キロ減、ウエストサイズは16・8センチも細くなりました。

この放送の翌日から、1冊目の『美木良介のロングブレスダイエット』と2冊目の『美木良介のロングブレスダイエット　1週間即効ブレスプログラム』が、Ａｍａｚｏｎの書籍総合ランキング2位と3位に！　1年前にはどん底にいたことが嘘みたいな喜ばしい出来事でした。

しかし、元来、負けず嫌いの私。しばらくたっても1位になれないのが気がかりでした。当時そこに君臨していたのは、『体脂肪計タニタの社員食堂』（大和書房）。料理本とエクササイズ本という違いはあれど、ジャンルは同じ健康本です。私は、どうしても1位の座に躍り出たいと、野心を燃やしていました。

## 『金スマ』最初の挑戦者

そして、ロングブレスをもっと広める方法はないかと、出版社や事務所と一緒になってさんざん思案していたところ、ついに念願だったあの番組から、オファーが来たのです！　その名は『中居正広の金曜日のスマたちへ』（現『～スマイルたちへ』）、通称『金スマ』（ＴＢＳ系）です。この番組はそれまでも数々のダイエット法を取り上げていて、ここで紹介された本は軒並み大ベストセラーになるなど、影響力が絶大。ダイエット法をわかりやすく伝えるだけでなく、挑戦者の人生ドラマを織り込むなどして番組を展開させるので、目が離せないのです。願ってもなかったオファーに、これはチャンスだ！　と飛びつきました。

12年1月、番組プロデューサーとディレクターとの打ち合わせに訪れると、番組側から告げられたのは、経済評論家の勝間和代さん（当時43歳）が2ヶ月かけて挑戦する、ロングブレスダイエットの企画でした。

勝間さんは当時、身長が158センチで体重は59・1キロ、体脂肪率は30・6％でへそ周りは74・8センチ。60キロ台にのらないようにダイエットを始める女性は多く、また、40代は代謝が低くなり、ダイエットに悩むコア世代です。さらに、勝間さんは講演活動や政財界の会合で全国を飛び回っていて、夜はほぼ会食。ロングブレスは道具を使わないからどこでもできるし、食事制限をしなくていいので、絶好の挑戦者だと思いました。

1回目の収録。3秒吸って7秒吐く基本のロングブレスを指導していると、勝間さんの額にみるみる汗が浮かびあがってきました。すると、インタビュアーとして取材をしていたＴＢＳの升田尚宏アナウンサーが、「え、こんなすぐに汗をかくんですか？」と驚き、カメラから外れた横で、見よう見まねでロングブレスを自ら始めたのです。そこで私は「升田さん、一緒にやりましょうよ」と声をかけ、彼も挑戦者の一人となりました。

当時の升田アナは、身長１７７センチで体重が80・６キロ、体脂肪率23・5％、へそ周りは95・７センチのいわゆるメタボ体型。当初はダイエットに興味があるから抜擢されたと聞いていましたが、実は彼には、本気で痩せたい理由がありました。

この頃、升田アナの仕事は主に番組と番組の間のニュース読みや、単発企画のレポートくらいで、アナウンサーとして中心から外れてしまった状態。そのポジションに悩んでいたそうです。そんなときにロングブレスの密着取材に立ち会うことになり、実際にやってみると玉のような汗が噴き出す。これは「自分を変えるチャンスかもしれない」と思い、まずはロングブレスで痩せて若返り、自信を取り戻そうとしたのです。

一方、勝間さんは食べることが大好きで、最初のトレーニング直後も、美味《おい》しいものを北海道まで食べに行く予定がありました。それを聞いた私が、「ロングブレスは基礎代謝が上がり、筋肉量を増やしていく。筋肉は脂肪よりも多くのエネルギーを消費するため、基本的にはダイエット前と同じ食事をしていても大丈夫。寿司もＯＫ」と伝えると、安心したのでしょう。お寿司を美味しく召し上がったそうです（笑）。

基本のロングブレスを１日最低３セットすることを宿題に、１回目の収録を終了。翌日から升田アナはアナウンサー室や自宅で、勝間さんは出張先のホテルや会合前の会議室でロングブレスに取り組む日々が始まりました。

## アクシデント発生

次の収録では、基本のロングブレスに慣れたおふたりに、ロングブレスウォーキングを指導しました。ロングブレスで基礎代謝が上がったあとにウォーキングを行うと、脂肪の燃焼効果が高いのです。逆に言えば、基礎代謝が落ちた身

## ロングブレスウォーキング

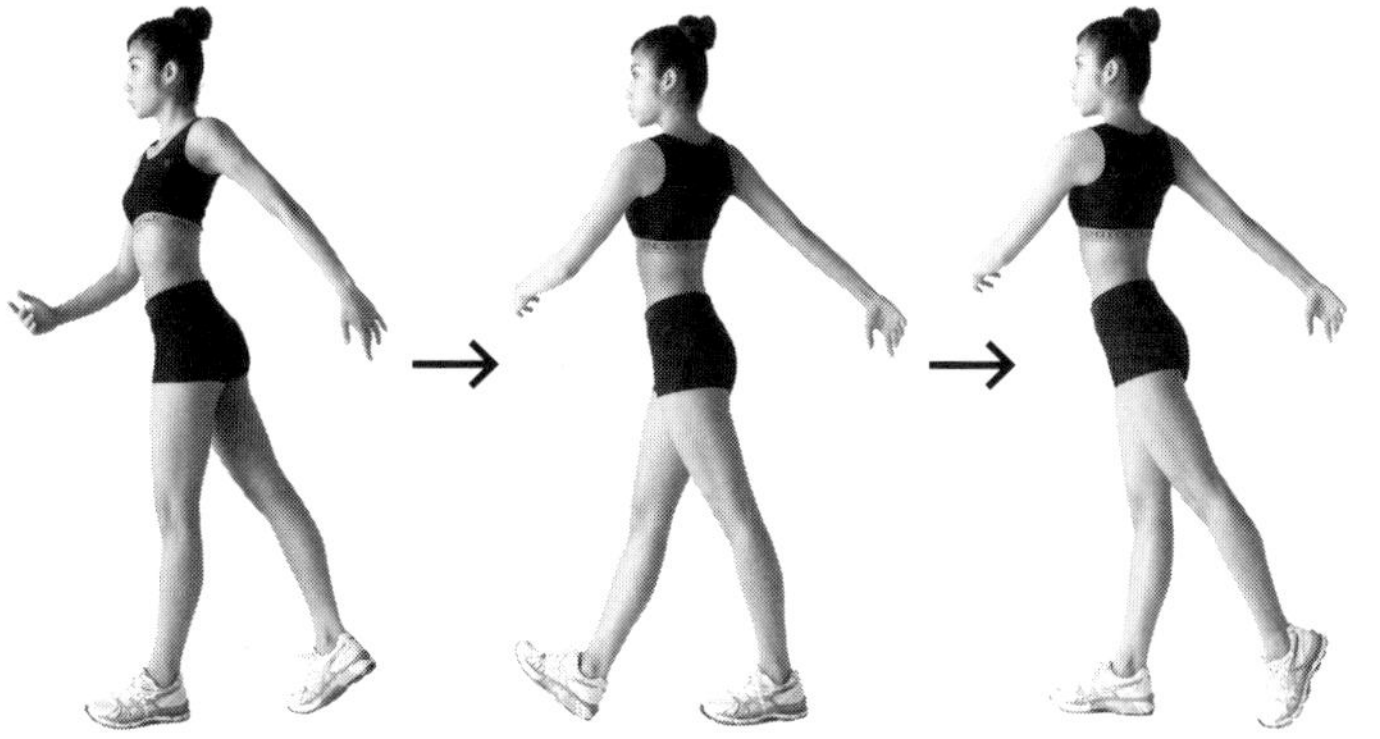

①前へ踏み出した脚と同じ側の腕を、肘を伸ばしたまま、後ろへ引くように歩く。体軸がずれないように歩幅は大きめにとること。

②脚はまっすぐに踏み出し、かかとはやや外側に開いた状態で着地する。お尻に力を入れ、腕をなるべく後ろに大きく振り上げる。

③最初は4歩で鼻から吸って、4歩で口から吐くタイミングで行う。慣れてきたら4歩で吸って6歩、8歩で吐くと効果的。

体でいくらやっても脂肪は燃えません。しかも正しい姿勢で歩かないことにはダイエット効果も期待できないし、下手をすれば腰や膝を痛めてしまいます。

ちなみにロングブレスウォーキングのやり方を改めて説明すると、お腹をへこませたまま、4歩で鼻から息を吸い、4歩で口から息を吐きます。慣れてきたら4歩で吸って6歩で吐き、さらにそのペースに慣れてきたら4歩で吸って8歩で吐く。背筋をまっすぐ伸ばし、腕を後ろに引くように前後に振りながら歩きます。胸を張ろうとして背中を反らせたり、前のめりになったりしてはいけません。後ろ側の脚もなるべく伸ばしたまま、前に送るように歩くのがコツ。この後ろ側の脚を伸ばしたままの動作が、お尻をキュッとかっこよくヒップアップさせるのです。

私も一緒に歩きながらそういったことを指導し、これも1週間続けてもらいました。すると、ふたりとも2週間で少しずつ体重が落ち、升田アナはへそ周りがマイナス9・2センチに！　勝間さんも効果を実感し、自身の講演会でもロングブレスを紹介するほどになりました。

ところが数日後、予想もしていなかったハプニングが起きました。その日もふたりを指導しようとスタジオに行ったところ、なんと勝間さんが松葉づえをついて入ってきたのです！　勝間さんは趣味でスカッシュをしているときに転び、右足小指の付け根を骨折していたのでした。

当初は、2ヶ月で7キロ落として52キロ台にするのが目標。思わぬアクシデントに困惑しました。しかし、そこは「僕も歩けない身体でロングブレスを考案したんだから大丈夫」と伝えました。実は、ここから座ったままできるロングブレスが生まれたのです。勝間さんは「脚を使わないでもすごい汗が出てくる」と言い、この方法が気に入ったようでした。また、視聴者の方々にも新たな方法をお届けすることができたので、まさに怪《け》我《が》の功名ですね。

　実は、このロングブレス企画には、勝間さんと升田アナ以外にも、番組をまかされていた男性ディレクターSさんと女性のアシスタントディレクターのMさんも、一緒にチャレンジしていました。Mさんは「夏に向けてくびれがほしい」という理由で、Sさんにいたっては、初日に勝間さんの汗が止まらなくなったのを見て、「このダイエット法は本物だ！」と確信したからだそうです。これまでたくさんのダイエット企画を手掛けながらも一度も自分で試みたことはなかったそうですが、増え続ける体重に決別すべく、チャンレジしたいと申し出たのです。一緒にやってもらえれば、より理論や痩せる経過がわかるので、喜んで仲間に加わってもらいました。実は彼にはもうひとつ、ロングブレスに取り組みたい重大な理由があったことをあとから知るのですが、それについては4章でお話しします。

## ［2ヶ月間のロングブレス生活の結果］

### ● 勝間和代さん（当時43歳）

| | before | after |
|---|---|---|
| 体重（kg） | 59.1 | 52.1(−7.0) |
| 体脂肪率（%） | 30.6 | 25.6(−5.0) |
| へそ周り（cm） | 74.8 | 66.2(−8.6) |

### ● 升田尚宏さん（当時45歳）

| | before | after |
|---|---|---|
| 体重（kg） | 80.6 | 68.0(−12.6) |
| 体脂肪率（%） | 23.5 | 16.1(−7.4) |
| へそ周り（cm） | 95.7 | 76.4(−19.3) |

### ● ディレクター男性Sさん（当時32歳）

| | before | after |
|---|---|---|
| 体重（kg） | 88.4 | 71.2(−17.2) |
| へそ周り（cm） | 106.0 | 85.0(−21.0) |

### ● アシスタントディレクター女性Mさん（当時23歳）

| | before | after |
|---|---|---|
| 体重（kg） | 67.4 | 60.0(−7.4) |
| へそ周り（cm） | 84.5 | 69.5(−15.0) |

## ［升田さんとディレクターＳさんの身体の変化］

Before　　　　After

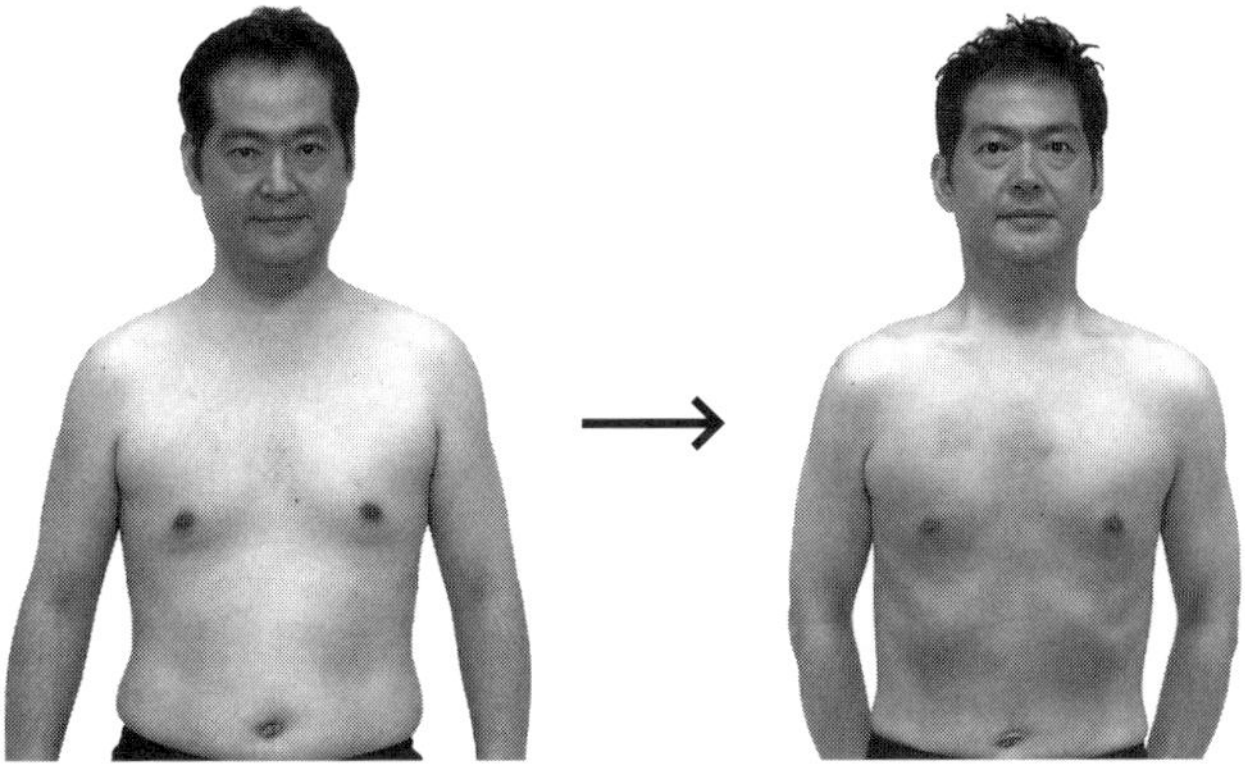

升田さん

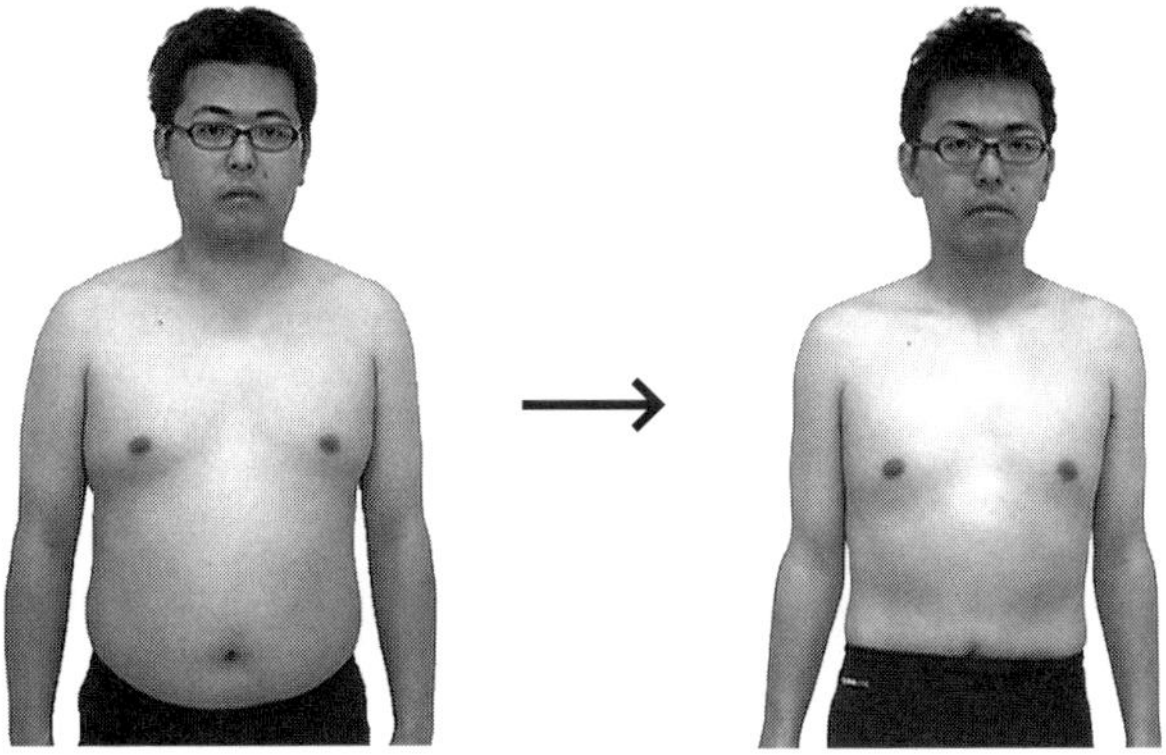

ディレクターＳさん

## ４人全員が痩せた

ひと月たつと、升田アナと男性ディレクターＳさんがみるみる痩せていきました。勝間さんもふたりの身体の引き締まり方や体重の減少を見て、スイッチが入ったのでしょう。息を吐くことにも慣れたのか、強く長く息を吐けるようになりました。また、勝間さんはこの頃から「肩こりが改善した」「脳に酸素が回るおかげで仕事の効率がよくなった」と、別の変化についても頻繁に口にするようになったのです。

そうして迎えた２ヶ月目。４人の体型はどうなったか。勝間さん、升田アナ、そしてディレクターＳさんとアシスタントディレクターＭさんも、見事に引き締まった身体を手に入れました！

息を吐くだけで、たったふた月でこんなにも痩せたのです。スタジオでは彼らが身体を覆い隠していたマントを脱ぎ去るたびに、歓声が沸き起こりました。

特に、升田アナが最初の収録時にはいていたズボンを身に着けると、お腹周りが明らかにガバガバ。衝撃的な映像でした。また、内臓脂肪の変化を見るために、ロングブレス生活をする前と後のCT画像を比較したところ、脂肪の量が激減。スタジオにいた出演者のベッキーさんが「急激に痩せると病的な印象になる人が多い中、健康的に痩せている」と太鼓判を押してくれました。

この『金スマ』での成功をきっかけに、ロングブレス本はAmazonの書籍総合ランキングで1位を獲得。ようやくひとつの目標を達成したわけですが、私はこのブームはまだまだ続くだろうという予感がありました。なぜなら『金スマ』から、ロングブレスダイエットの第2弾を作りたいという依頼があり、第1弾が2ヶ月目に入った頃、もう第2弾がスタートしていたからです。

魔法 episode 3

# ロングブレスは内臓脂肪をしっかり落とす

『金スマ』第2弾の企画は、第1弾の撮影途中から持ち上がっていました。升田アナや男性ディレクターのみるみる引き締まっていく身体を目の当たりにした番組プロデューサーが、ロングブレスの回をもう一度設けたいから、さらにひと組ダイエット指導をしてほしいと依頼してきたのです。

まだ第1弾のオンエアもしていない中で、本来ならありえない異例のオファーです。もちろん答えはイエスしかありませんでした。そうして、勝間さんら4人とは別に、新たな挑戦者のロングブレスダイエットが始まったのです。

## ふたり合わせて200キロ超えの挑戦者

第2弾の挑戦者としてプロデューサーが連れてきたのは、関西出身の4人組ロックバンド『アシガルユース』のボーカル兼ギター・花盛歩さんと川崎貴広さんでした。私は最初に彼らのビジュアルを見たとき、申し訳ないのですが、てっきりコミックバンドかと勘違いしました。なぜならツインボーカルのふたりはかなりの肥満体で、どちらもメガネをかけて同じような丸みを帯びた髪型をしており、いわゆるおもろいルックス。しかし、曲を聞いたら、なんとも美しい歌声とリズミカルな曲調。彼らはメジャーデビューのあと、３枚のＣＤを出すも鳴かず飛ばずとのことでしたが、曲は売れそうなのに伸びない理由は、見た目からコミックバンドと勘違いされてしまいそうな、僕が感じた印象そのものだったのです。

彼らに聞いてみると、憧れのミュージシャン『ゆず』のようになりたくてこの世界に入ったとのこと。しかし、花盛さんはもうすぐ１００キロに突入、川崎さんは１００キロ超えとあっては、実力はともかくルックス面からは『ゆず』にほど遠い。彼らに少しでも近づくために、３ヶ月でそれぞれマイナス30キロを目標に決めました。

さらに今回も、彼らへの密着取材で同行していた駒田健吾アナウンサー（当時38歳）がチャレンジすることに。彼はスーツを着ている分にはスッキリした体型のいい男なのですが、シャツを脱いだらビックリ。思いのほかお腹周りがたっぷりで、計測したらへそ周りが90センチもある完全なメタボ体型だったのです。ご本人も気にしていたようで「僕、本当はダメな身体なんです」と告白。そこで駒田アナも急遽参加となりました。また、アシスタントディレクターのTさんも挑戦することに。

初日の収録で、川崎さんから不安げな顔で質問されたのは、食事のことでした。ヒアリングしてみると、仕事柄どうしても夜遅くに食事をする習慣があるそう。それもかなりの量を食べてしまうと言い、それが肥満の原因でした。

私は、食事の量は減らさなくてもいいが、夜中の食事はやめるように伝えました。夜中の食事は腸の働きが鈍くなる時間帯なので消化が追いつきません。それさえ守れば食事の量は減らさなくてもいいと言いました。なぜなら食事で減量をすると、どうしても筋肉量が減ってしまうからです。その状態で食事の量を戻したら、必ずリバウンドしてしまう。筋肉量を増やして代謝を上げていけば、食事はそのままでも痩せられると、ロングブレスダイエットの理論を説明しました。また、臍下丹田に力が入りにくくなるので、ロングブレスを行う時間帯として食後は避けてほしいと伝え、代謝がよく脂肪を燃焼しやすい朝食前に取り組むことをおすすめしました。

彼らは勝間さんたちよりかなりのサイズダウンが必要。基本のロングブレスを毎日最低5セットすることを宿題にし、ロングブレス生活はスタートしました。

## ロングブレスで脂肪が落ちるワケ

ロングブレス生活10日目にあたる第2回の収録で、早くもふたりに変化が表れました。川崎さんが嬉しそうに「身体が軽くなり、お通じがよくなりました」と報告。これはインナーユニットが働き腸が動くためです。体重もマイナス7・8キロで、へそ周りはマイナス12・5センチと快調な滑り出しでした。花盛さんも体重マイナス6・4キロ、へそ周りはなんとマイナス15センチという驚きの数字！　その結果を見た私は思わず、「やればできる！　待ってろ『ゆず』！」なんて言っていました（笑）。

ここで改めて、ロングブレスでなぜ脂肪が落ちるのか、説明したいと思います。

まず、ロングブレスの最初のお約束は、お尻をえくぼが出るぐらい締めること。なぜならお尻を締めると骨盤底筋群がぐっと上に上がるからです。骨盤底

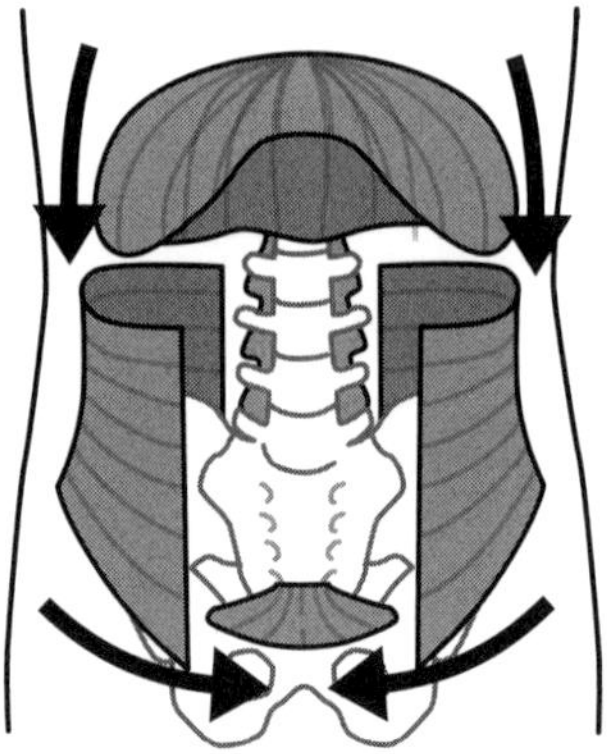

ロングブレスをしたときのインナーユニットの動き

筋群とは、いわゆる尿意を我慢するときにギュッと締める筋肉で、女性にとっては大切な子宮を下から支える役割を担っています。

次に、肋骨と腰骨の間をまっすぐ伸ばしてお腹を引っ込めて息を吸う。すると、今度は横隔膜が下がる。すなわち上と下から押されて腹圧がかかるのです。その状態から息をフーッと吐くと、背中からお腹にかけてコルセットのように横に覆う筋肉、腹横筋が収縮。つまり、強く長い呼吸を繰り返すことで、縦横縦横とインナーマッスルが動きっぱなしの状態になるのです。

ロングブレスをすると、すぐに汗が噴き出してくるのは、縦横と動き続けるインナーマッスルの温度が上がるからなんですね。そして、インナーマッスルに囲まれた内臓がその熱を受ける

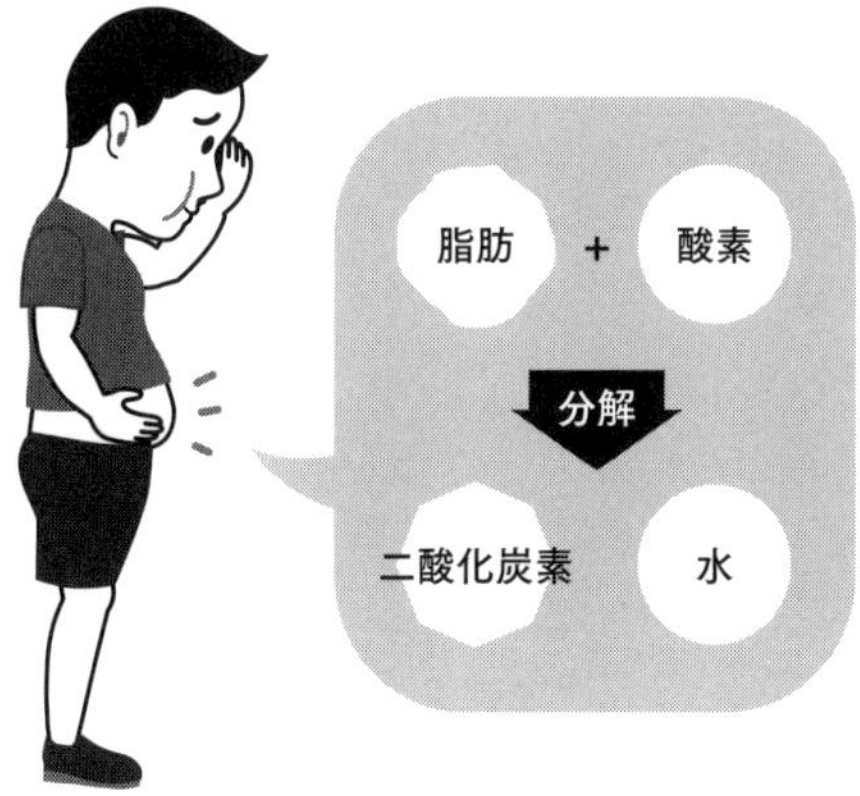


脂肪は酸素と結びつき二酸化炭素と水になって分解される

と、内臓についた脂肪が燃えるというわけです。

もう少し詳しく言うと、「脂肪を燃やす」とは科学的には「脂肪を酸化して分解する」こと。14年に、オーストラリアのニューサウスウェールズ大学の呼吸を研究するチームが『The BMJ』にこんな論文を発表しました。それは、「脂肪10kgが燃焼される場合、そのうちの8・4kgは二酸化炭素となり、残りの1・6kgは水となる。よって、脂肪が燃焼した際に発生した廃棄物は8割以上、肺を通って口から排出される。残りの水分は、尿、汗、便、呼気、涙などに含まれて身体の中から出ていく」というもの。

つまり、ダイエットの際は二酸化炭素の排出量を多くする、息を吐くことが大切なことなのです。

また、脂肪は皮膚のすぐ下にある「皮下脂肪」と内臓周りに蓄積する「内臓脂肪」の2つに分けられます。この2つを総称して体脂肪と呼びますが、気を付けなくてはいけないのは「内臓脂肪」です。内臓に脂肪がついてしまうと、脂肪が内臓の本来の動きを妨げることに。肥満体の人が病気になりやすい原因は、こういったところに理由があるからなんですね。体重や体脂肪の数値が多少多くても病気に直結はしません。しかし、内臓脂肪の数値には気を付けてください。

話をアシガルユースに戻しましょう。

2回目の収録では計測のあと、ロングブレスに慣れてきたおふたりに、ロングブレスウォーキングを指導しました。ふたりは、日頃から健康目的で1時間程度ウォーキングをしていると言っていましたが、いざロングブレスウォーキングをしてみると、同じ1時間でもキツさがまるで違うと、かなりのへたりよう。おそらく普段はただ歩くだけだったのでしょう。何度も言いますが、だらだら歩いていても効果は出ません。同じ距離と時間でも、呼吸と姿勢を意識して歩くことが、脂肪燃焼につながるのです。

体重がかなりあるふたりには、さらに追い込みをかけるために、体幹運動に呼吸法を加えて基礎代謝の高い筋肉をつくっていく、体幹トレーニングを加えたロングブレスも取り入れました。両肘を床につき、片脚だけを上げていくなどのきつい運動ですが、一生懸命食らいついてきます。真面目に取り組んでいる様子を見て、この調子でいけば大丈夫だと思っていました。しかし、またしてもハプニングが起きたのです……。

## 食事制限をしてはいけない

スタートから40日目。ロングブレスウォーキングを終えてスタジオに来ると、川崎さんが目《め》眩《まい》でダウンしてしまいました。よくよく話を聞くと、川崎さんはもっと体重を落としたいとの思いで、勝手に食事を抜いていたことが判明。すぐさまコンビニでおにぎりを買ってきて食べさせました。

さらに話を聞いていると、花盛さんも食事制限をしていたことがわかりました。私はふたりに改めて、タンパク質と炭水化物は筋肉をつくるために必要なもので、むしろ中途半端に食事制限をするほうがリバウンドすることを伝えました。健康なまま身体を引き締められなければ元も子もありません。ロングブレスを続けていれば、体重は減ります。食事の回数を減らすのではなく、食べる食品や順番に気を使ってほしいというのが本音でした。食べ方に関しては11章に詳しく書いていますので、ご参照ください。

この日、計測をしてみると、花盛さんはマイナス14・2キロ。川崎さんはマイナス15・4キロという結果に。しかし、無理な食事制限をしたふたりには、3食をきちんととるように言い聞かせ、残りのロングブレス生活に励んでもらったのです。

## 皮膚が余っていない美しい体型に

いよいよ迎えた3ヶ月目。スタジオでは、生まれ変わったふたりの姿に、叫び声に近い驚きの声があがりました。MCの中居正広さんが花盛さんに、「こんなに顔も変わっちゃって、免許証どうするの?」と言ったぐらい、ふたりともまるで別人です。顔の余分な脂肪が落ち、フェイスラインがシュッと締まって小顔になり、埋もれていた鼻がしっかり際立ちました。

さらに、ベッキーさんが「こんなに痩せたのに、お腹の皮膚がぶよぶよになっていないのが不思議です」とコメント。そうなんです！　これこそ、ロングブレスの魔法と言っていいでしょう。太ってしまうと皮下脂肪が増えるので、それを包むために皮膚は頑張って伸びようとします。ダイエットをして皮膚がたるんでしまうのは、脂肪がごっそりなくなってしまうからです。しかし、皮下脂肪の下にある筋肉を増やすことで、その部分は埋められますよね。ロングブレスはお腹を引っ込めたまま呼吸をすることで、横隔膜、腹横筋、多裂筋、骨盤底筋群のインナーマッスルを締めて締めて、締めながら脂肪を落として筋肉をつくりながら痩せていく。脂肪を燃焼しても筋肉を増やすので、その分、皮膚が余らないのです。

実際、CT画像でロングブレス生活の前と後を比較してみると、川崎さんは体脂肪率22％、花盛さんは16・8％と、体脂肪率がごっそり落ちていました。アウターマッスルの一部に働きかけるようなダイエットでは、こうはいかない

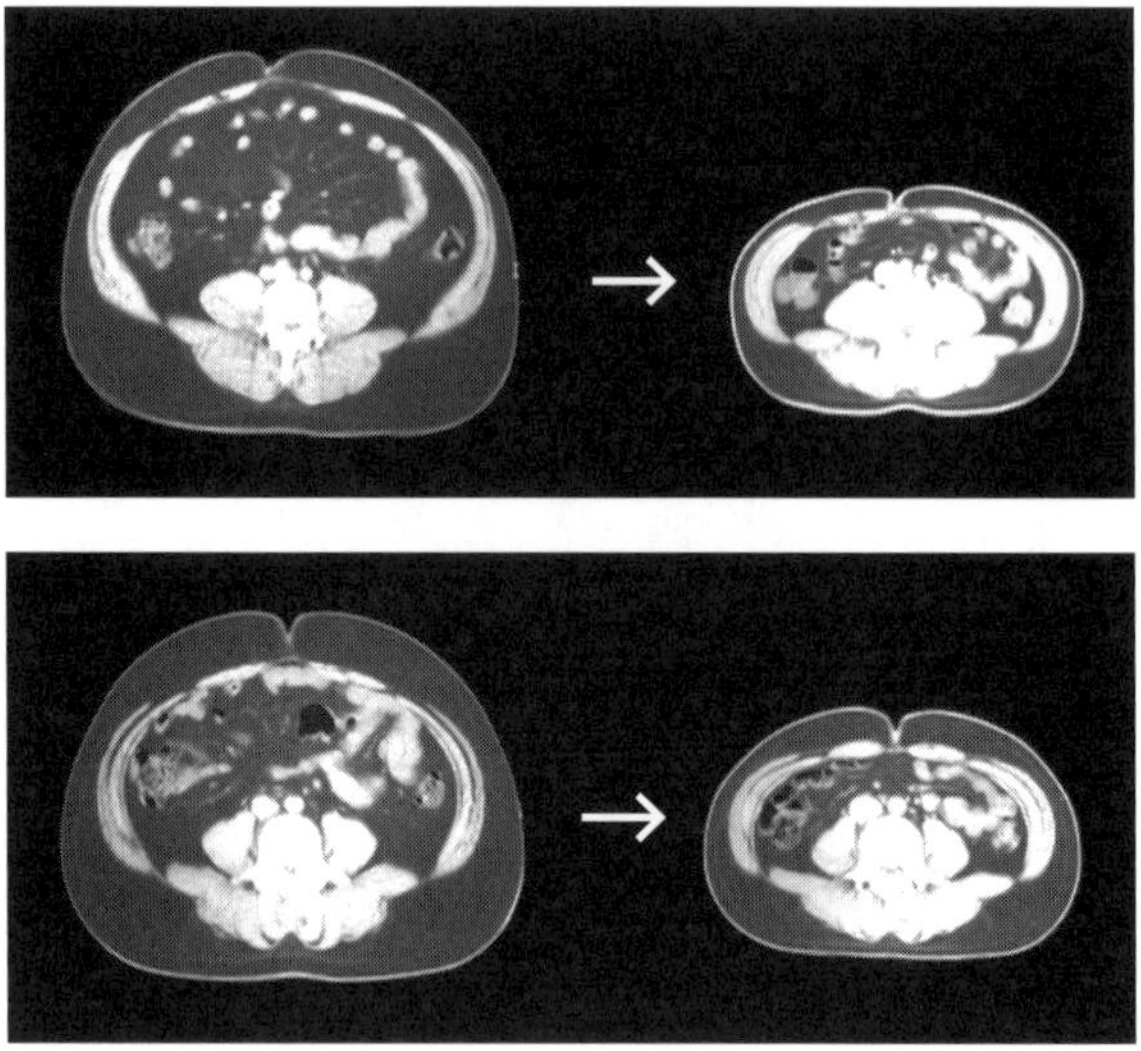

(上)花盛さんの脂肪の変化　(下)川崎さんの脂肪の変化

と思います。脱いだらすごいことになっていた駒田アナも、週に1〜2回の飲み会をキープしながら、ウエストがマイナス23センチに。スタジオでは若返ったという評価を得ました。

　別人のように痩せた『アシガルユース』のふたり。少しは『ゆず』に近づける手助けができたかなと思いました。

　ちなみにこのオンエアで、これまでに出したロングブレス本3冊は、合わせて１３０万部を突破。ついに夢のミリオンセラーです。しかも、この勢いはまだまだとどまることを知りませんでした。

## ［4人の身体の変化（正面）］

Before　After

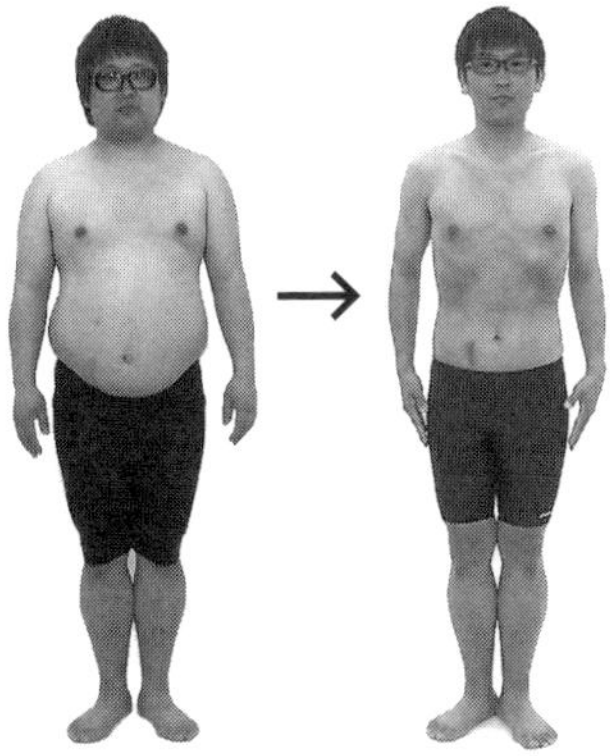

花盛さん

Before　After

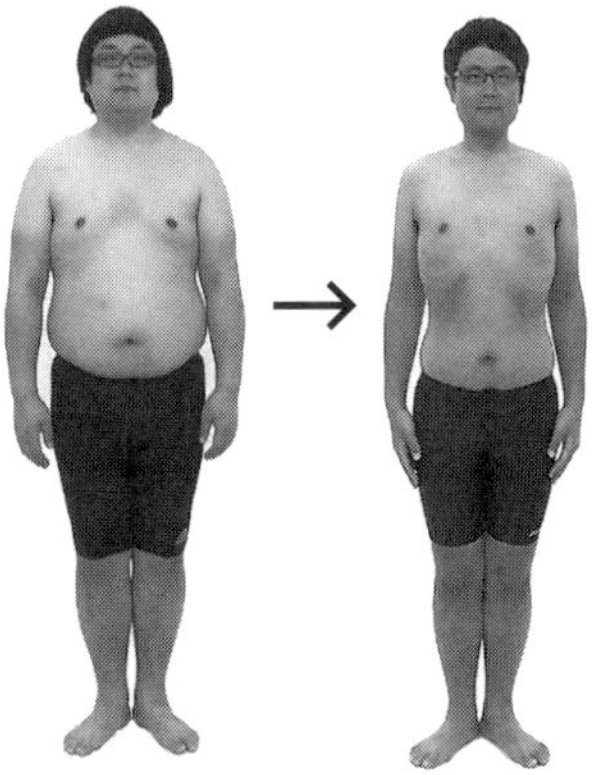

川崎さん

Before　After

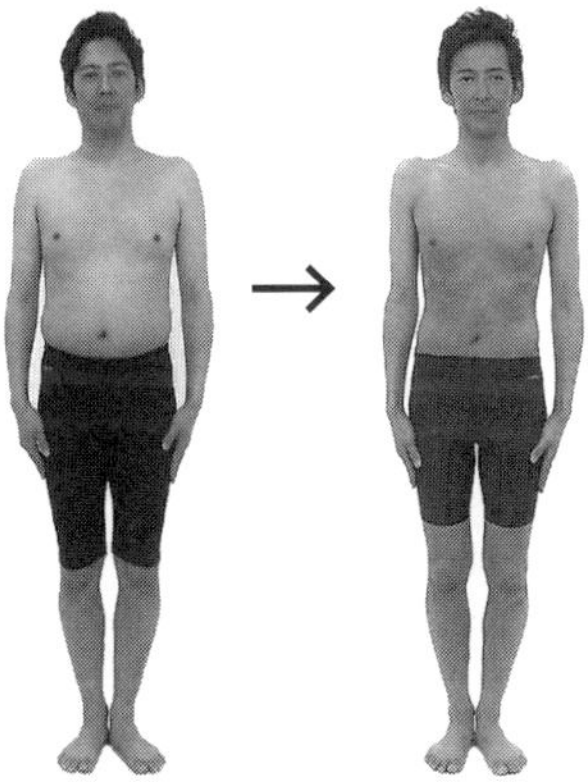

駒田さん

Before　After

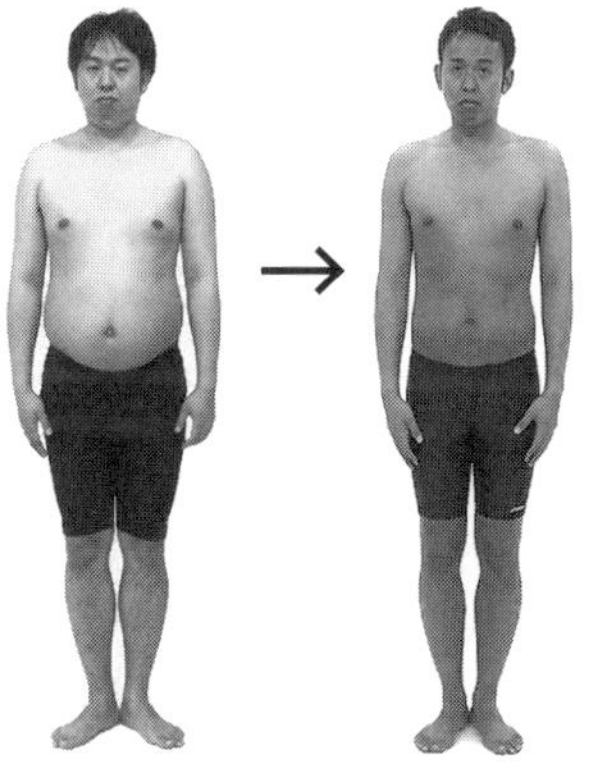

アシスタントディレクターTさん

## ［4人の身体の変化（横）］

Before　After

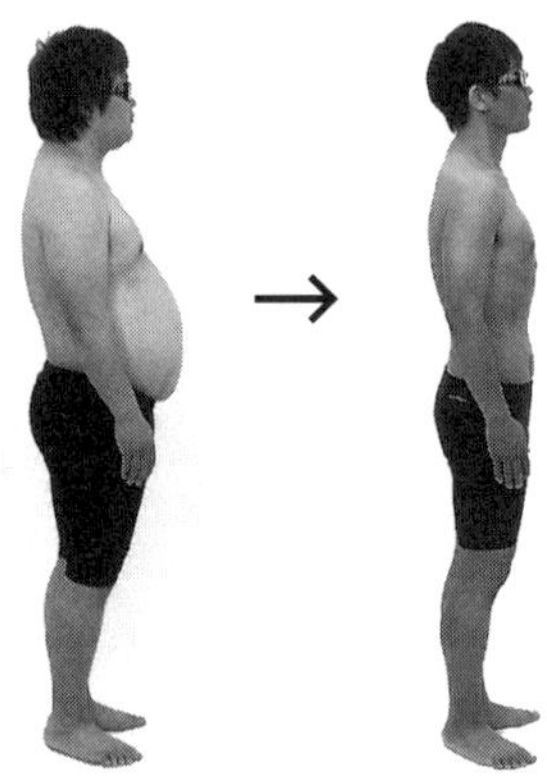

花盛さん

Before　After

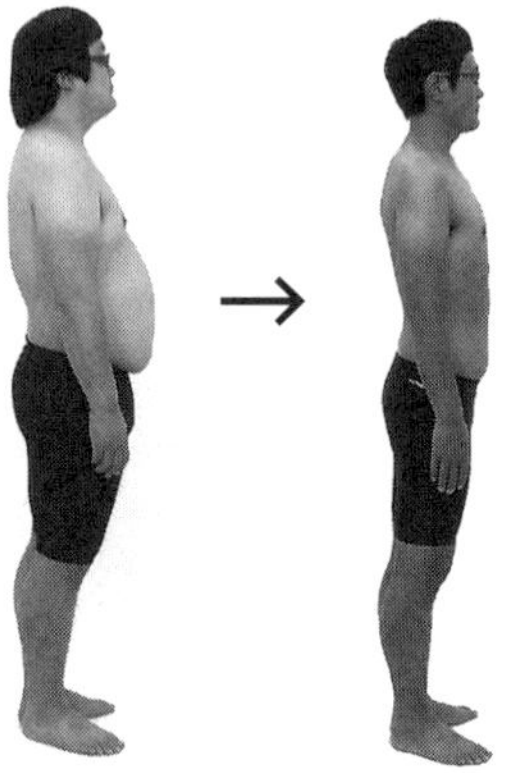

川崎さん

Before　After

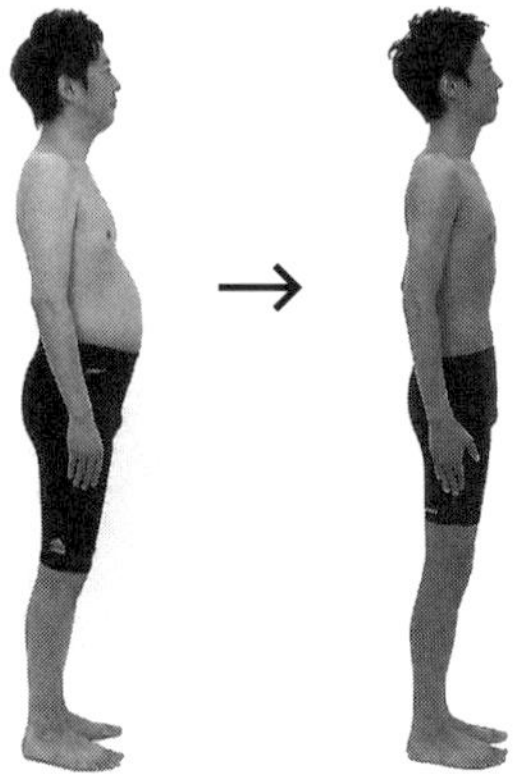

駒田さん

Before　After

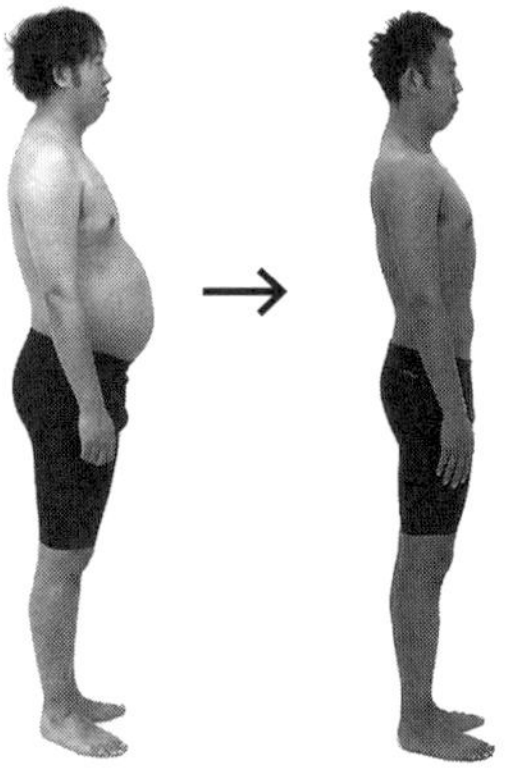

アシスタントディレクターTさん

# [3ヶ月間のロングブレス生活の結果]

## 花盛歩さん（年齢非公表）

| | before | after |
|---|---|---|
| 体重（kg） | 97.0 | 61.3（－35.7） |
| 体脂肪率（%） | 33.7 | 16.8（－16.9） |
| へそ周り（cm） | 118.0 | 73.0（－45.0） |

## 川崎貴広さん（年齢非公表）

| | before | after |
|---|---|---|
| 体重（kg） | 107.2 | 73.9（－33.3） |
| 体脂肪率（%） | 34.5 | 22.0（－12.5） |
| へそ周り（cm） | 115.5 | 74.5（－41.0） |

## 駒田健吾さん（当時38歳）

| | before | after |
|---|---|---|
| 体重（kg） | 69.1 | 57.1（－12.0） |
| へそ周り（cm） | 90.0 | 67.0（－23.0） |

## アシスタントディレクター男性Tさん（当時29歳）

| | before | after |
|---|---|---|
| 体重（kg） | 92.6 | 70.0（－22.6） |

魔法 episode 4

# ロングブレスは血圧、糖尿病を改善！

## 血糖値も下げた

『金スマ』の男性ディレクターが「このダイエット法は本物だ！」と確信し、一緒にロングブレス生活を行い、減量に成功したことは2章でお話ししました。実はそのディレクターSさんは、外から見て痩せた以外に、内から見ても、とてつもない変化が身体の中に起きていたのです。これもまた、ロングブレスの〝魔法〟としか言えないような出来事でした。

## 糖尿病が消えた!?

当時32歳のSさんは、体重88・4キロ。テレビ業界で働き出してから、10年もの間に25キロも太ってしまったそうです。そのため、彼からロングブレスを一緒にやりたいと申し出があったとき、私は減量が目的だと思っていました。しかし、企画を進める中で、彼が抱える悩みは別のところにあると知ったのです。ある日、こう打ち明けられました。

「僕のいちばんの悩みは、太っていることではないんです。実は血糖値が420もある重度の糖尿病で、医師には今すぐ入院してくださいと言われました。

仕事の関係で入院は無理だと伝えると、インスリン注射を打たなければならないと。そして、これ以上悪化したら失明する可能性があります、と告げられているんです」

確かに振り返ると、Sディレクターは私の指導をものすごく真剣に聞いて、実践していました。さらに暇さえあれば至るところで、「フーッ」とロングブレス。ウォーキングの収録では、勝間さんや升田アナを上回るほどの気合の入れようでした。その分、番組の演出も素晴らしかったのですが、まさか彼の行動の裏に深刻な病が隠されていたとは……。思いがけない告白に驚いている私に、Sディレクターは続けました。

「実は僕、ロングブレスってやる前はちょっと怪しいと疑っていました。だから半信半疑の状態で始めたのですが、実際に体験してみるとどんどん体調がよくなってくる。これまでダイエット企画はたくさん手掛けてきましたが、究極のダイエット法に出会えたと、今は思っています」

涙が出るほど嬉しい賛辞でした。

そして、これは番組放送後に知りましたが、Sディレクターはロングブレス

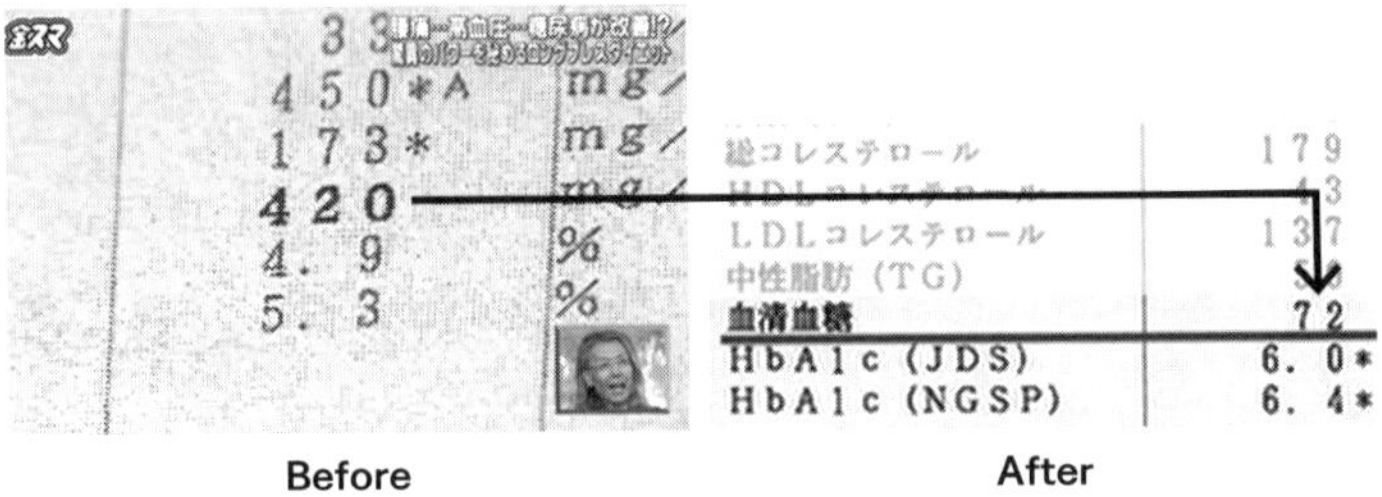


血糖値が420から72までダウンした。『金スマ』放送回より使用。

生活を送るにあたり、その効果をより実証するために、自ら投薬をいっさいやめていたというのです。そこまでロングブレスに賭けてくれたのかとその心意気に感動しました。そんなＳディレクターの身体に２ヶ月後、異変が起きたのです。

なんと、彼が血糖値を計測したところ、４２０あった血糖値は60に下がっていました！　その後、病院できちんと測り直した際にも、正常範囲の72という数値。さらに、過去１〜２ヶ月の血糖値の平均値を表すヘモグロビンＡ１ｃも６・０と基準値に。ヘモグロビンＡ１ｃとは、総ヘモグロビン量に占める糖化ヘモグロビンの割合のこと。血液中のブドウ糖が多いほど、糖化ヘモグロビンの量は増えます。

もちろん、効果には個人差があり、あくまでＳディレクターの身体にのみ起きた変化ですが、糖尿病が改善されたと言ってもいいこの結果。Ｓディレクターいわく、医師さえも説明がつかないと驚いていたそうです。

彼はロングブレスによって体重も17・2キロ減量し、見た目にも若さを取り戻しました。今も元気に働いていて、会うたびに「美木さんのロングブレスのおかげで人生が変わりました」と、熱っぽく語ってくれます。

## 頭皮と血圧に起きた変化

さらに特筆すべきロングブレスの魔法が、TBSの升田アナにも起きていました。升田アナがロングブレスを行ういちばんの目的は「痩せてスッキリした身体になり、アナウンサーとしてもう一度出直したい」でしたが、実は彼も健康面での不安を抱えていました。

トレーニング開始前に血圧を測ると、上が160で下が100。看護師さんいわく、高血圧で、治療が必要でした。見たくない現実を目の前に突き付けられた升田アナは、根が真面目なこともあり、より一層ロングブレスに一生懸命取り組みました。

その様子をいちばん身近で見守ってきた奥様が、ある日、意外な発見をし、

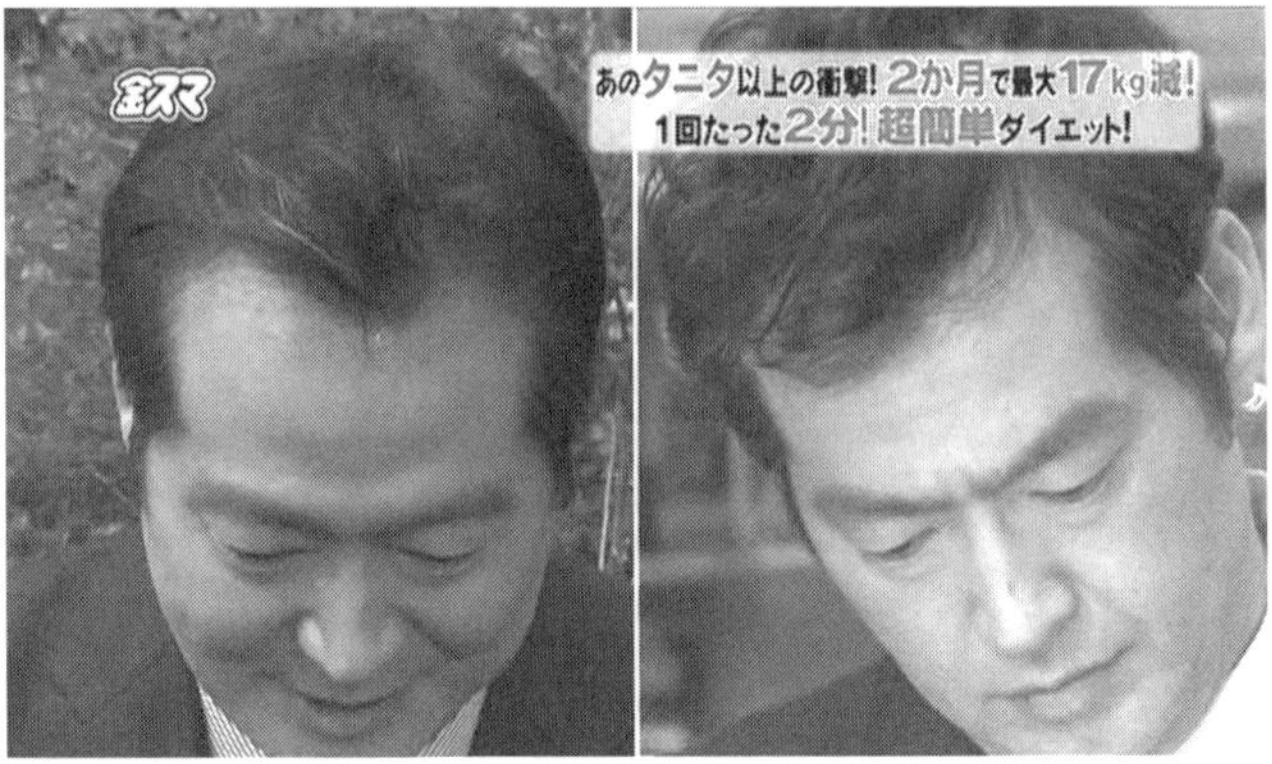

ロングブレス開始前(左)よりも開始後(右)の毛量が増加。『金スマ』放送回より使用。

こうぽつりと言ったそうです。

「あなた、なんか髪が増えている」

そう言われてみると、うっすら地肌が見えていた頭頂部は、黒々とした髪で目立たなくなっていました。

実は私も腰痛で悩んでいた頃、髪が薄くなり、それによって「老い」を感じたものです。しかし、ロングブレスを始めてからというもの、以前よりもコシのある髪が生えてきて、あまり気にならなくなったのです。抜け毛の原因は頭皮の酸欠とも言われるだけに、身体中の細胞に酸素を行き渡らせるロングブレスを続ければ毛根にも栄養が行き渡る。それによりしっかりした太い髪が生えたり、髪が増えたりするのは、当然のことなのかもしれません。

さて、肝心の血圧はどうなったでしょうか。2ヶ月後の測定時、なんと122／80に下がっていたのです！　看護師さんが「こんなに下がることある？」と首をかしげるほどの正常値。升田アナは外見的な若返りだけでなく、身体の中から健康になっていました。血圧を測った際の彼の嬉しそうな顔ときたら。私にとっても一生忘れられない出来事となりました。

さかえクリニック院長・医学博士の末武信宏先生は、ロングブレスの血圧、血糖値の改善、育毛効果について、こう分析します。

「血圧、血糖上昇は生体にストレスが加わり、交感神経優位になったときに生体反応として起こる現象です。つまり、身体が危機的な状態にあるときには闘争・逃避活動として血圧を上昇させ、エネルギーの源である血糖値を上昇させる。この状態が続くと身体は高血圧、糖尿病になる可能性が高くなります。しかし、ロングブレスによって酸素を多く取り込むことでこの交感神経の活動に比較して副交感神経の活動が優位に。すると、血糖値上昇は抑制され血圧上昇も抑制されるのです。

血圧は末梢血管が収縮すると上昇しますが、ロングブレスの呼吸法により副交感神経が優位になって末梢血管が拡張すると、血流もよくなる効果が期待できます。

ロングブレスの最も有効なポイントは末梢血流が改善すること。高血圧にも有効ですが、末梢血管が拡張することは頭皮の血流も改善する可能性があり、育毛にも有効な可能性があります。無理したり力んだりせずにロングブレスを行うようにしましょう」

また、呼吸をしながらの筋トレが糖尿病に効果的なことを説いた宇佐見啓治医師は、ご自身の著書の中で、こんな風に説明しています。

「血液の中に流れ込んだブドウ糖の約8割は、筋肉で消費されている。健康な人と2型糖尿病の人のブドウ糖の取り込み率を見ると、腹部臓器、脂肪組織、脳の比率はほぼ同じだが、筋肉は半分以下に。2型糖尿病になると、健康な人と同じようにブドウ糖を取り込めているが、筋肉の細胞だけはインスリンの働きが悪くなる。これは、インスリンというより、筋肉の細胞に問題がある。つまり、筋肉の細胞のインスリン感受性を高めることができれば、インスリンの働きが回復し、糖尿病を改善できる」と（『血糖値がみるみる下がる！ 7秒スクワット』文響社を参照）。

## 指導者人生の始まり

ちなみにこの驚きの効果は、12年8月に『金スマ』の「気になる男」という企画で取り上げられました。オンエアの日はオリンピック期間中。私が登場した時間、裏ではちょうどハンマー投げの室伏広治選手が競技中でした。注目度が高い選手とのバッティングにもかかわらず、この時間帯の視聴率は高視聴率を記録。その反響は凄《すさ》まじく、オンエアから1週間でロングブレス本4冊が累計200万部を突破したのです！ ちょっと前に100万部に手が届いたのが夢のようだったのに、このオンエアだけでさらに100万部アップ。さらに面白いことに、楽天市場では総合売り上げ2位にランクインしました。これは書籍におけるランキングではなく、全商品の総合売り上げ。1位の水の次に売れていたのには、思わず笑ってしまいました。

ロングブレス本がここまで売れたことは、大いなる自信につながりました。

さらに『金スマ』を筆頭に番組の企画を通して人に教えることの苦労、喜びを知り、悩みを抱えている人を一人でも少なくしたいと思うようになったのです。

そこで、13年に赤坂にロングブレススタジオをオープン。すると、ここでまた、ロングブレスの魔法とも言うべき数々の奇跡を目撃することになるのです。

# 魔法 episode 5

# ロングブレスは
# あらゆるガンを防ぐ！

スタジオに初めて訪れた方がロングブレスを体験すると、誰もが最初に口にすることがあります。それは、「なぜ、こんなにもたくさん汗が出るのか」ということ。『金スマ』でロングブレスを開始した初日、たった2分で汗をかきまくった勝間さんからは、「寒い朝は起きてすぐロングブレスをすれば、身体が温かくなるから省エネにもなりますね」なんて、経済評論家らしいコメントが飛び出しました。

ロングブレスは2分行うだけで、身体の内側からポカポカと温かくなります。その理由はいたって簡単。呼吸によって、人間の身体をつくる約60兆個の細胞に、酸素を送り届けるからです。また、人間の肺機能は40歳を境にどんどん低下していきますが、意識して強く長い呼吸を続けていれば、通常よりも酸素を多く取り込めて、細胞のすみずみにまで行き渡らせることができる。肺にたまった残気も吐き出せるので、ロングブレスを続けていれば、つねに新鮮な空気を肺の中に循環させられるのです。

## 体温が上がった

かつてスタジオの生徒さんの中に、低体温で悩んでいる方がいらっしゃいました。68歳のその女性は、平熱がなんと34度台。身体は冷え切っていました。私は、「とにかくロングブレスで長く深い呼吸をしつつ、エクササイズで少しずつ筋肉をつけましょう。呼吸ができて、筋肉量が増えれば体温は上がるはずです」と、不安げな彼女を励ましました。呼吸だけでも体温は上がりますが、そこに運動を重ねることで、こわばった筋肉がほぐれ、弱くなった血管が蘇り、血の巡りがよくなるのです。

その女性はロングブレスエクササイズを続けていくうちに、徐々に体温が上がり、ついに平熱が36・3度にまで改善。日常生活には何の支障もなく、周囲からも「若くなったね」と声をかけられるのが励みになったそうです。日を追うごとにますます熱心になり、やがて「苦手だった外出が楽しくなった」と、明るい表情を見せるようになりました。

また、3年前から月に5、6回のペースでスタジオに来ているアルファグループ代表取締役社長の吉岡伸一郎さんは、平熱が35度台で、周りの人たちから「顔色が悪い」と心配されるのが悩みの種でした。ロングブレススタジオには多くの経営者の方が来ていますが、彼らの体調は会社の経営、ひいては株価に影響しかねません。吉岡さんはスタジオに通っている経営者仲間の血色がみんなよく、風邪をひかなくなったという噂を聞きつけ、やってきたのです。

初回、身体を見てみると、痩せ気味でやはり筋肉量が少ない。体力はありそうだったので、エクササイズよりもハードなトレーニングを呼吸法とともに行うことにしました。すると、回を重ねるうちにみるみる胸板が厚くなり、3ヶ月で腹筋が割れ、痩せ気味だった頃の面影も吹き飛びました。そしてこの頃には、平均体温が36・5度前後で安定し、血色のよさを取り戻したのです。

ガンの告知（ステージ3）を受けた40代の女性の方が来ていたこともありました。抗がん剤の副作用ですっかり筋力・体力がダウンしたその女性は、ガンは冷えが大敵なのに、筋肉が落ちてしまったことで、運動をしたくてもうまくできず、ますます冷えや肩こりがひどくなる状態にやきもきしていたそうです。

そんなときにふと、ロングブレスを思い出してスタジオへ。最初は「きつい、無理〜」なんて弱音を吐いていましたが、そのうちに、レッスン後は「スカッとする」と言うようになりました。

「スカッとする＝ストレスが減っていた」のでしょう。ロングブレスのレッスンを始めてからたった3回で、定期検診の血液検査では抗がん剤の副作用により高めだった肝機能の数値が、50から26という基準値内に下がったのです。医師もビックリしていたそうです。もちろん、冷えもすっかりなくなりました。

## 「冷え＝死に近づいている状態」

冷えがいかに身体によくないかを説いた石原結實医師の『体温力〝冷え〟をとれば病気は治る！』（PHP研究所）によれば、1960年頃には日本人の平均体温は約36・8度あったそうです。そして、「体温が1度低下すると免疫力は約30％減衰し、逆に平熱より1度上昇すると、免疫力は5〜6倍にもなる」とのこと。昔に比べ日常生活での運動量が少なくなり、筋力が低下していることを平均体温が下がった理由のひとつに挙げています。さらに、「体温低下こそが代謝を悪くし、免疫力を低下させ、ほとんどの病気の原因や要因になっていると言っても過言ではない」と断言。また、「がん細胞は35・0度でいちばん増殖。がんが激増した背景には、日本人の低体温化があると確信している」というようなこともおっしゃっています。

今や2人に1人がかかるガンも、免疫力の要である白血球の中のNK細胞が活発化する36・5度以上の身体には宿りにくいと言われています。

ちなみに皆さん、胃ガン、大腸ガン、膵臓ガンなどは聞きなじみのある言葉だと思いますが、「心臓ガン」は聞いたことないですよね。これはかなりまれな病気だそうです。理由は諸説ありますが、そのひとつに、心臓はつねに動いていて人間の身体の中でもっとも温かい臓器だからだそう。温度が高いゆえにガン細胞が宿りにくいのですね。

一方、「冷え」はなぜ身体に悪いのか。それは、「冷え＝老い（死に近づいている状態）」だからです。知り合いの医師が言いました。「人間は『赤ちゃん』で生まれて『白ちゃん』で死んでいく」と。赤ちゃんはその名の通り、熱を帯び、柔らかく潤っていて、赤みがさしていますね。一方、私たちは次第に冷え、固く、乾燥しがちになり、青白くなっていきます。

「死に近づいている状態」とはオーバーだなと思われるかもしれませんが、手や足の指先が壊れてしまう「凍傷」がどう起きるかを考えてみてください。凍傷は低温に長時間さらされることが原因で起こります。心臓はポンプのように全身に血液を循環させていますが、雪山などで手足の先が冷えてしまった場合、指先まで血液を送り込むと、冷たい血液が心臓に戻ってきてしまう。もし、冷えた血液が戻ってきたら心臓がダメージを受けることに。それを防ぐために、脳が指先を見捨てる判断をして、起こるのだそうです。

冷えは血管が硬くなったり、詰まったりして起こる動脈硬化を引き起こす原因になると言われています。動脈硬化は心筋梗塞や脳梗塞につながる病気で、早い人で30代から進行。また、20年に発表された日本人の死亡原因を見てみると、第1位は「悪性新生物（腫瘍）」、つまりガン。第2位は「心疾患（高血圧性を除く）」、第3位は「老衰」、第4位は「脳血管疾患」、第5位は「肺炎」と続きます（「令和元年（2019）人口動態統計月報年計」より）。どうでしょう。体温を上げて免疫力を上げる、肺を強くするロングブレスを続ければ、これらのリスクを一気に減らせると考えられませんか？　「長い息こそが長生きの秘訣」という言葉は、決して大げさではないはずです。

## 免疫力を上げるには体温を上げる

さらに、体温を上げることは、世界中で流行している新型コロナウイルス感染症対策にも効果的です。新型コロナウイルス感染症が重症化しやすいのは、高齢者、既往症のある方、喫煙者、肥満の方と言われています。しかし、強く長く吐く呼吸を繰り返していけば、肺が強くなり、体温が上がり、血流がよくなり免疫力が上がります。さらにご存知の通り、効率のよいダイエット効果があり、引き締まった身体もつくれる。重症化しやすいリスクがグンと減るのです。

ようやく世界中でワクチン接種が進んでいますが、今後どんな変異型ウイルスが発生するか予想できません。自分の身体は自分で守る。ロングブレスでウイルスを寄せ付けない「究極の安心」を手に入れましょう。

魔法 episode 6

# ロングブレスで肩こり&腰痛退散！

## え？ ゴルフの飛距離が30ヤード伸びた!?

新型コロナウイルス対策で発出された緊急事態宣言の影響やリモートワークの推奨により、通勤や通学の機会が減った方が多いかと思います。それにより、ウイルスから身を守る一方で、別の面から健康を心配する声が。運動量の低下、肩こり・腰痛の悩みです。

## 「コリ」とは何か

運動量が低下すると、筋肉量が落ちてしまうのは皆さんご存知でしょう。そもそも筋肉とは、体温を保ったり、不意に衝撃を受けても転ばないように身体を支えたり、内臓の下垂を防いだりするもの。怪我や病気で安静、つまり長い時間筋肉を使わず、動かさない状態が続くと、筋力は急激に低下してしまいます。

また、同じ姿勢を長時間とっていると、筋肉が凝り固まってしまいますが、これが「コリ」と呼ばれるものの原因です。人は肩こりや腰痛を自覚すると、その部分への負担を減らすために、無意識にその箇所を動かすことをためらいます。その結果、姿勢がどんどん悪くなり、ますます筋肉が凝り固まるという悪循環に。こうなると、代謝もどんどん悪くなり、痩せにくい身体にもなってしまいます。

前の章で、免疫力を上げるロングブレスは今の時代にピッタリだと言いましたが、おうち時間が増えている側面からも、おすすめできる理由があるのです。

そこに着目してくれたのが、大手通販会社・ジャパネットホールディングスの代表取締役社長兼CEO髙田旭人さんでした。彼は19年にスタジオに入会し、ロングブレスが効率よく身体と心をつくり変える健康法だと実感してくれていました。そんな経緯もあって、20年4月に緊急事態宣言が出されると、すぐさま私に「テレワークをしている社員に向けて、毎日自宅でできるトレーニングメソッドをつくってほしい」と依頼してきたのです。

社員を想う姿勢に感銘した私は快諾し、特別プログラムをつくりました。そこで考えたのは、「コロナに負けない免疫力の高い身体をつくる」「家にいると太りやすくなるので、身体を引き締めるメソッドにする」「テレワークで肩こりや腰痛になりやすいので、それらを改善するメソッドを入れる」「社員の皆さんが続けられるメソッドにする」ことでした。詳しい内容は『ジャパネットの社員が毎朝実践する　ロングブレス1週間即やせプログラム』（幻冬舎）に譲りますが、髙田社長や社員の皆さんから「身体が引き締まった」「基礎体温が上がった」「腰痛が治った」「肩がラクになった」という感想をたくさんもらいました。

## 肩こり&腰痛に効くワケ

なぜ、ロングブレスは、腰痛や肩こりに効くのでしょう。腰痛の場合、インナーマッスルの中でも腹横筋を、そして太ももの付け根にある腸腰筋、さらにお尻の大臀筋《だいでんきん》と中臀筋《ちゅうでんきん》を鍛えることが重要です。特に腹横筋は腹部の筋肉の中でもっとも深い位置にあり、呼吸や腹圧を高める際に欠かせない筋肉。加齢や運動不足によって背筋や腹筋が緩むと内臓が下がって前に出て、いわゆる中年太りの原因となりますが、腹横筋を鍛えると、自前のコルセットのようになり、内臓が元の位置に戻ってお腹がへこみます。腸腰筋は姿勢を保ち、中臀筋と大

## ［腰痛を改善に導く筋肉］

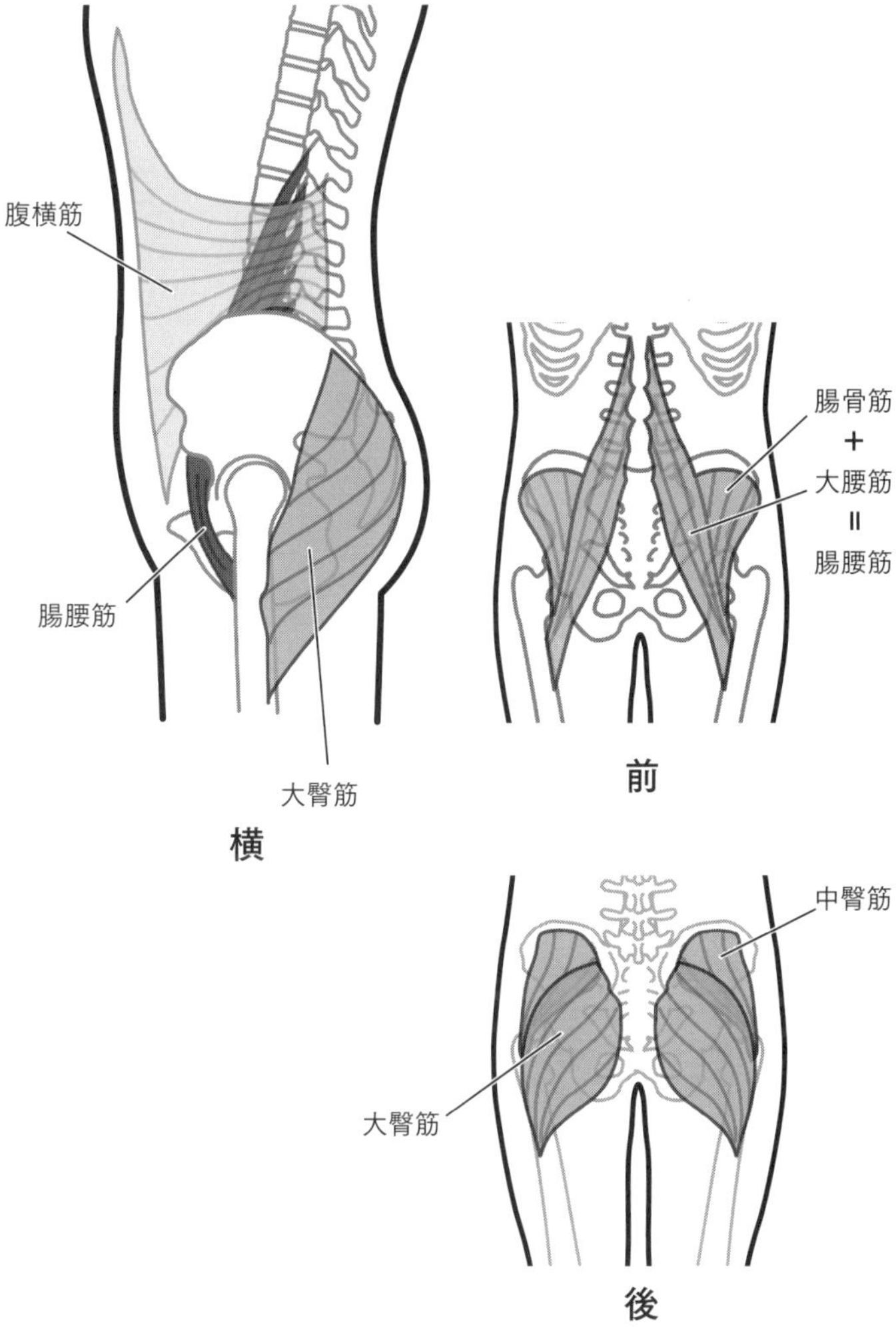

## ［肩こりを改善に導く肩周りの筋肉］

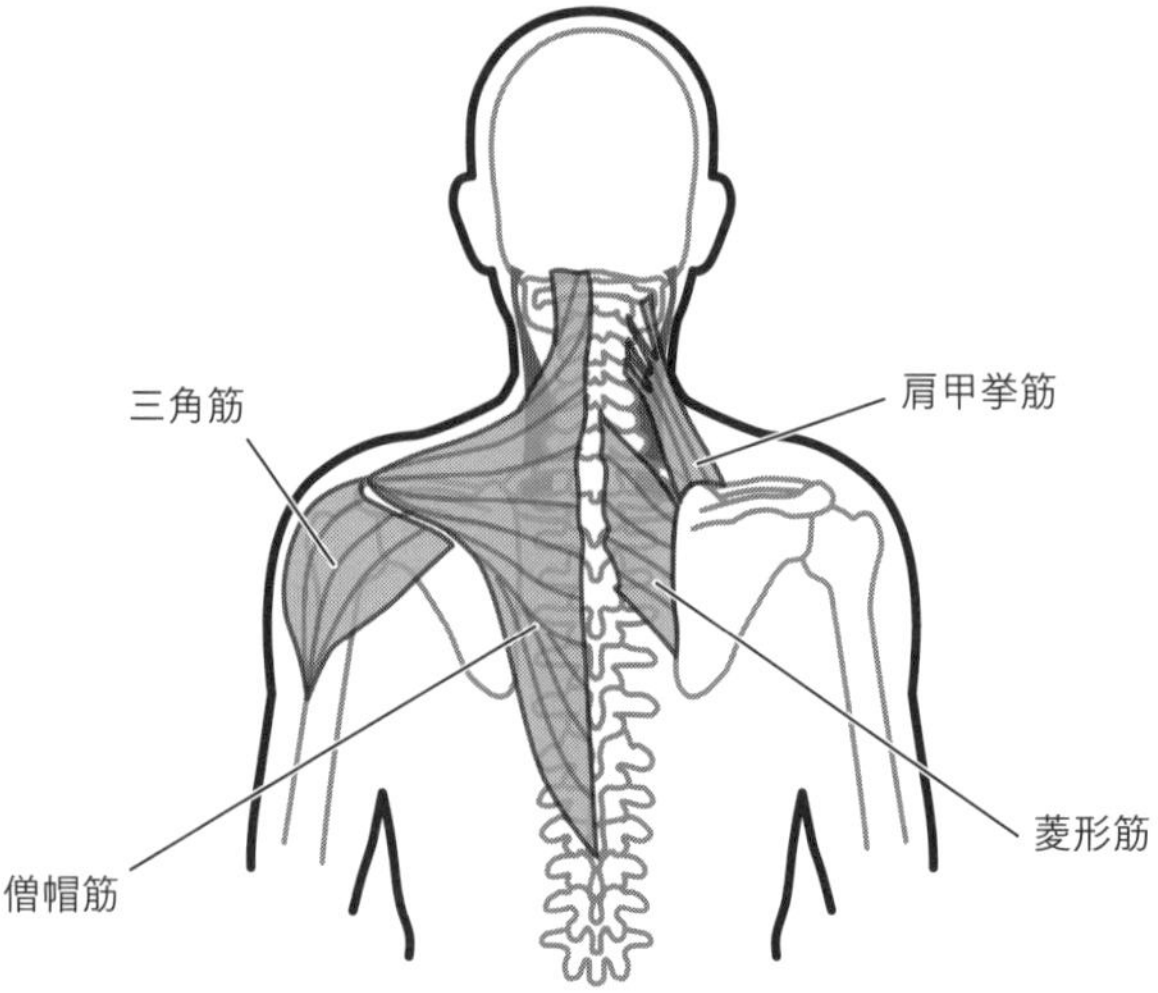


臀筋は腰を支えています。だから、この4つの筋肉を鍛えると腰が安定してくるのです。

一方、肩こりとは、首周りの筋肉、すなわち首から肩に広がる僧帽筋、肩をすくめるときに動く肩甲挙筋《けんこうきょきん》、首の側面から鎖骨につながる胸鎖乳突筋《きょうさにゅうとつきん》、肩甲骨周りの菱形筋《りょうけいきん》などが硬くなり、筋肉を通る血管が収縮し、血行不良を招いて起こります。血の巡りが悪いと筋肉にたまった疲労物質がうまく排出されず、痛みが発生。基本のロングブレスでは、息を吸うときに身体が一直線になるように首から背中をまっすぐ伸ばし、息を吐くときには両腕を広げて肩甲骨をグッと寄せる。そして力を込めて息を吐くときに腕を下ろしますから、これらの筋肉のこわばりがとれるのです。

## 安静の危険性

腰痛や肩こりに悩んでいる方が病院へ行った場合、痛みを緩和する湿布薬や内服薬を処方され、「安静に」と言い渡されて終わることがほとんどでしょう。そして言いつけ通りになるべく動かさないでいたら、痛みがひどくなってしまった——そんな経験をしたことがある方が何人もいると思います。無理をしないことは大事ですが、怖がって必要以上に動かさないでいると、身体の筋肉が余計に固まってしまうのですね。

その点、ロングブレスは私自身が重度の腰痛で「10分立てない、10分座れない、10分歩けない」状態でつくったメソッドですから、腰痛があっても肩こりがあっても、やって大丈夫な動きしかありません。あとは身体の状態に合わせて、座ってやるか、立ってやるかの違いだけです。

実際、私は生徒さんが「ひどい腰痛で動けず、医者に行ったら絶対安静を勧められたので休みたい」と連絡してきても、「ロングブレスは腰痛を治すためにつくったメソッドなんですから、治ります。すぐにいらっしゃい」と答えています。

ジャパネットの髙田社長もそのうちの一人でした。腰に痛みを抱えて足をひきずった状態でやっとこさ現れた髙田さんは、ロングブレスのレッスンを終えると、腰痛がすっかり解消。まっすぐ立てるようになり、すたすた歩いて帰っていきました。いまだに「あの日の美木さんは鬼かと思いました」と笑顔で語られますが、ロングブレスがいかに腰痛に効くかが証明されたエピソードのひとつです。

また、総合エンタテインメント企業・セガサミーホールディングスの里見治紀代表取締役社長グループCEOも、最初は腰痛のため、身体を曲げて足をひきずりながらスタジオにいらっしゃいました。しかし、1回のロングブレスのレッスンで回復。1年間も腰の痛みに苦しめられていたため、歩けることがよほど嬉しかったのでしょう。その日は車で来ていたのに、電車で帰っていきました。

実は里見さんからはコロナ禍に入る前に、「社員の健康のために」とロングブレスの講演会を依頼されていました。その後、緊急事態宣言下に入ってしまいましたが、里見さんは「今こそ社員の命を守りたい」と、オンラインでの実施を決定。１０００人以上の社員が映像を見られるように、迅速にオンラインの手配をされました。

里見さん、髙田さんと、おふたりがロングブレスの力を信じてくれたことは、大変嬉しかったです。また、コロナ禍において皆様のお役に立てたことは、自身の励みにもなりました。

## ロングブレスなら、自分でできる

私が直接指導せずとも、本やＤＶＤを見て行ったロングブレスで腰痛が改善し、その結果、魔法のような嬉しい出来事が訪れた方もいます。61歳の現在もシニアツアーで活躍中のプロゴルファーの奥田靖己さんです。

2000年前後から腰の痛みがひどくなり、まともにゴルフができる状態でなかった奥田さんは、「朝、起きた瞬間から痛い」という、まさに、私の腰痛がいちばんひどかった頃と同じ症状でした。さらに奥田さんの場合、「ドライバーを振ろうものなら転んでしまうぐらいの激痛が走った」そうです。

そんなときロングブレスの存在を知り、最初は「こんなことで治るわけがない」と半信半疑ながら、できることはすべてやろうとロングブレス生活を開始。朝晩2分ずつ、基本のロングブレスを行ったところ、たったひと月で腰の痛みが消え、ベルトの穴2つ分も痩せたそうです。

腰が痛かった頃の奥田さんの願いは「自分の足で18ホール歩き、ティーショットを思い切り打つこと」でした。そんな切実な思いを抱えるほどだった身体は、シニアの海外ツアーで10日間連続プレーをしても、腰痛が出ないまでに回復。奥田さんがさらに喜んだのは、以前よりもドライバーの距離が伸びたことでした。

プロゴルファーにとって、これほど嬉しいことはないでしょう。ロングブレスでインナーマッスルを鍛えると、体幹が鍛えられ、身体の真ん中に1本の芯が通るようになるので軸がブレません。その結果、フォームが安定し、飛距離が伸びたのだと思います。

奥田さんとは、その後対談でお目にかかり、直接ロングブレスを指導しました。今も現役で活躍している姿を目にするたび、心からエールを送っています。

## ゴルフが女子プロ並みの腕前に

同じゴルフで言えば、長年の肩こりを克服し、目覚ましく飛距離が伸びた方もいます。

スタジオに現在も通われている複合型医薬品企業・富士薬品の高柳昌幸代表取締役社長とは、5年ほど前にお食事をご一緒する機会がありました。その際に「美木さん、私はずっと、肩の痛みに悩んでジムやマッサージに通い続けています。でもいっこうによくならない。ロングブレスで肩こりは治るんですか？」と聞かれたのです。私が「もちろん治りますよ。1日で治します」と宣言すると、高柳さんは後日スタジオへ来られました。そこで、基本のロングブレスに加えて、さらに腰や首の筋肉を連動して動かすトレーニングを行いました。すると宣言通り、最初の数分間で肩に変化が。高柳さんも一度のトレーニングで肩こりが解消したのです。20年以上にわたる肩こりがなくなった高柳さんは、さらにこんな相談を持ち掛けてきました。

「僕はゴルフが大好きでプロアマにも出場しているんですが、ドライバーの飛距離が伸びず、女子プロに20ヤードは置いていかれてしまうんです。なんとか女子プロのドライバーをオーバードライブしたいんですが、ロングブレスでトレーニングすれば２５０ヤード以上を飛ばせるようになりますか？」と。そこで高柳さんの週に１度のロングブレストレーニングに、スウィングに必要な体幹の強化や、呼吸によって力の抜きどころを知る独自のゴルフメソッドを取り入れました。

しっかりトレーニングを続けられた高柳さんは４ヶ月後のプロアマトーナメントで、笠りつ子プロと一緒に回ったところ、ほぼ同じ距離のドライバーを飛ばせたそうです。トレーニングを5年続けた今の最長飛距離は２７０ヤードという女子プロの平均を上回る記録。19年に参加したプロアマでは一緒に回った比嘉真美子プロをオーバードライブ。「今年オーバードライブされたのは高柳さんだけ」と言わしめたそうです。21年8月には小金井カントリー倶楽部をハーフ36のパープレーで回られたとも。ハーフ36は人生初記録だそうです。

高柳さんの弱点だった上半身の筋肉はトレーニングによって鍛えられ、上腕三頭筋はかなりの太さになりました。姿勢もよくなったうえ、あごから首のラインがシュッと引き締まり、かなり若々しい印象になりました。これは代表取締役という会社の顔である立場からすると、かなりのメリットです。60歳の現在、「人生でもっともドライバーの飛距離が出る」と、充実した表情をされています。さらに高柳さんは、ドラッグストアの消費者のために、大塚製薬と富士薬品が主催する「ヘルシーアップセミナー」に、私が実演するロングブレスの時間を設けてくれました。

身体の痛みを緩和するのに、運動が有効だと、脳の視点から説いた方がいます。ハーバード大学医学部臨床精神医学准教授のジョン・J・レイティ氏は「運動が脳の神経細胞を鍛える」という理論の持ち主。彼は全米でベストセラーとなった著書『脳を鍛えるには運動しかない！』（NHK出版）の中で、こんな風に解説していました。

「運動をすると、この二つの『エンドカンナビノイド』（アナンダミドと2アラキドノイルグリセロール）が身体と脳で作られる。それらは血流で全身に送られ、脊髄の受容体を活性化させ、苦痛のシグナルが脳に届かないようにする（モルヒネと同じように）。さらに報酬系と前頭前野の隅々にいきわたり、ドーパミンに直接影響を及ぼす。エンドルフィン同様、エンドカンナビノイドは体が作る強力なアスピリン（痛み止め）だ。最近では医者は、慢性疲労や繊維筋痛などの痛みにアナンダミドを処方するようになっている。また、それらの症状にともなう痛みや疲労は、運動を増やしていくと軽減されることが数多くの研究により明かされている。運動とこのような体内で生まれる鎮痛剤との関係は、まったく理にかなっている」

※エンドカンナビノイドとエンドルフィンは神経伝達物質のこと

エンドカンナビノイドを出すには、ジョギングなどの〝ややきつい〟運動を20分続けることが推奨されますが、それができるようになるまでの一歩目として、体調と相談しながらロングブレスを続けてみる。そんな形でもロングブレスを活用していただけたら嬉しいです。

肩こり・腰痛が治るロングブレスの魔法、いかがでしたか？
ロングブレスを続けていれば、確実に痛みやつらさは改善していきます。ただし、腰痛も肩こりも、いわば身体のクセのようなもの。戻りやすいのも事実です。だからこそ、ロングブレスを習慣化し、クセがつかないようにしましょう。そして、今まさに肩や腰につらい痛みを抱えている方は、まずは騙されたと思って、一刻も早くロングブレスを試してみてください。

## 肩こりに効くエクササイズ

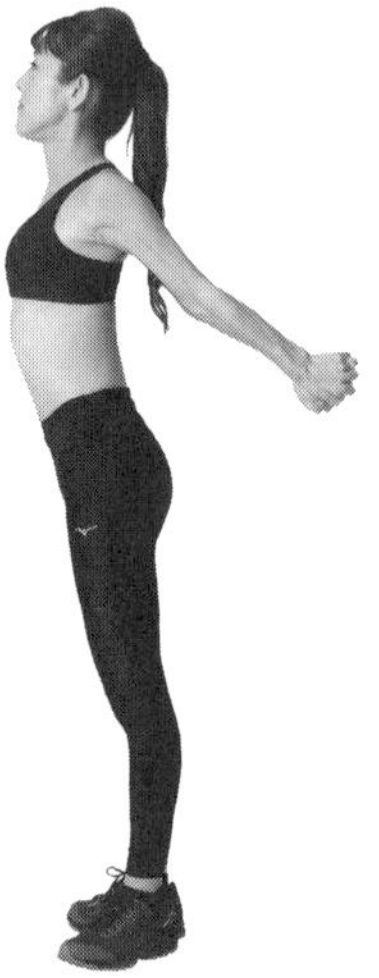

①かかとをつけ、つま先を開いて立ち、両腕を後ろにまっすぐ伸ばして手を組む。臍下丹田に力をグッと込めながら鼻から3秒息を吸う。

→

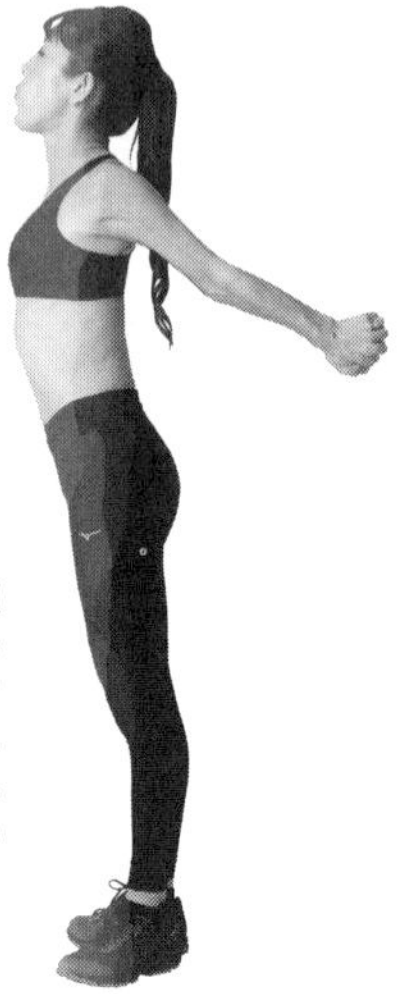

②①の姿勢から頬をふくらませ、口から7秒息を吐く。肩周りの筋肉に働きかけ、痛みを改善しつつ、正しい姿勢に導く。①〜②を6回。

## 腰痛に効くエクササイズ

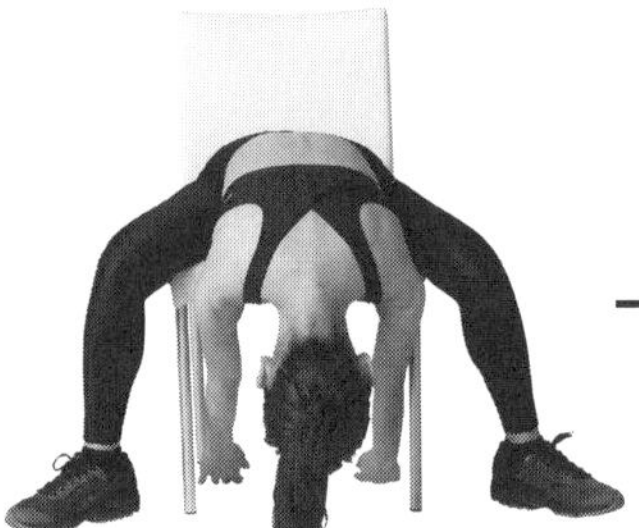

→

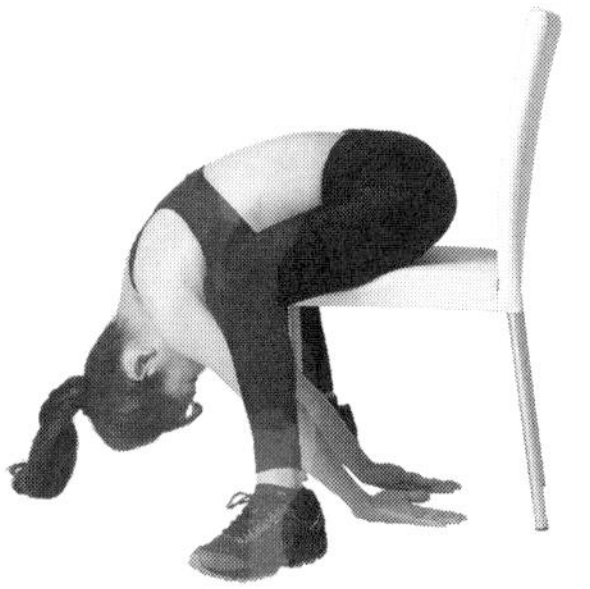

①椅子に浅く腰かけ、脚を大きく開く。両腕を椅子の中に入れながら背中を丸め、力を抜いてゆっくりと長く吐く呼吸を繰り返す。

②ゆっくり呼吸を繰り返し、慣れてきたら両腕をさらに奥に入れていく。30秒以上キープして、その後、ゆっくり身体を起こす。

魔法 episode 7

# ロングブレスで脳梗塞、脳出血から復活！

## 認知症予防にも

私が19年に出した『１２０歳まで生きるロングブレス』（幻冬舎）には、帯に作家であり、元東京都知事の石原慎太郎さんのお言葉を掲載させてもらいました。それは、「美木さんに僕の命を預けました。」というもの。なぜ、私が石原さんからこのような言葉をもらえたのか。ここにもまた、ロングブレスの魔法があります。

## 石原慎太郎さんとの出会い

17年、私はテレビに映った石原さんの姿に愕然としました。それまでの石原さんといえば、背筋を伸ばして颯爽と記者たちを引き連れて歩くイメージ。それが、小股でゆっくり歩く弱々しい足取りになっていたのです。石原さんは、ゴルフ、テニス、ヨット、スキューバダイビングといったアクティブな趣味を持つ、年齢以上に若いスポーツマンでしたから、余計に変わり果てた姿に衝撃を受けました。また、これはきっと脳梗塞の後遺症だろうと、長年たくさんの生徒に接してきた経験からピンときました。

実際に、石原さんは13年に軽い脳梗塞を起こし、さらに15年にも再び脳梗塞を起こした結果、左半身に麻痺が残り、歩行に支障が出ていることをニュースで知りました。どんなに不自由にされていることだろう、原稿は書けているのだろうかと、心から心配になりました。何せ私は石原慎太郎の大ファン。著書もほとんど拝読していました。

スタジオにはこれまでにも、脳の病気から麻痺や痺れが出てしまった方が何人も来ていました。そして個人差はあるものの、ほとんどの方がロングブレスでリハビリ以上の機能回復を見せていたのです。だから私は、テレビに映る石原さんの姿を見ながら、一緒に働く女性インストラクターに「うちに来てくれたら、利き腕の左腕も絶対動くようにできるのになあ」と話していたのです。

「石原さんをなんとか治してあげたい」。その想いは日に日に募っていきました。ある日、居ても立ってもいられなくなり、石原さんと旧知の仲である幻冬舎の見城徹社長に「私なら、石原先生を1年で歩けるようにできます」と、思い切ってお話ししました。最初、見城さんは「美木さん、石原さんにそんなこと言っちゃって大丈夫ですか?」と半信半疑でしたが、私が「大丈夫です！

僕なら絶対に治せます」と何度も何度も訴えたところ、「すぐに連絡してみます」と、約束してくれたのです。

## ロングブレスと脳の関係

私なら石原先生を治せる――。その自信の裏には次のような考えがありました。

私たちは普段、睡眠中だけでなく日中でもほとんど「無意識」に呼吸をしています。しかし、「意識的」に普段の呼気時間よりも長くゆっくり吐く呼吸をすることで、自ずと脳の毛細血管にも酸素がいきわたり、神経細胞でも酸素消費の効率もよくなると言われています（『脳とココロのしくみ入門』加藤俊徳監修／朝日新聞出版参照）。また、手足の運動機能は、脊髄神経によって大脳と連動しています。呼吸をしながら手足の運動を同時に行うことで、脳細胞を活性化させ、神経回路がつながりやすくなり、手足が動くようになるのではないかと考えたのです。

テレビ越しの石原さんは、小さくではあるけれど、手足を動かすことができていました。ここがポイントで、前の章でも「安静」の弊害を説明したように、前と同じように動けないからと一日中ベッドで過ごしてしまうと、どんどん筋力が低下してしまいます。

わかりやすい例は、宇宙飛行士です。彼らは無重力の状態で3ヶ月ほど生活すると、地球に帰還した際に立てなくなります。これは、無重力で筋肉を使わずにいると、脳が筋肉を「いらないもの」と判断して緩めてしまうからだそうです。

さらに驚きなのが「骨もいらない」と判断し、破骨細胞まで活性化するのだとか。だから宇宙から帰ってきた宇宙飛行士のほとんどは骨粗鬆症《こつそしょうしょう》になるのだそうです。

最近の宇宙飛行士は、それを避けるためにサプリメントをとったり、無重力の船内でフィットネスバイクを漕ぐなどして、脳に筋肉や骨の必要性を伝えるようにしているそうですが、身体を動かさないでいることが、いかによくないかがわかるエピソードのひとつでしょう。

近年は、脳のメカニズムからしても、脳卒中が起きた場合、できるだけ早くリハビリをすることが重要とされています。それはなぜか。『ビジュアル図解　脳のしくみがわかる本』（加藤俊徳監修／メイツ出版）と『ＮＨＫスペシャル　脳がよみがえる　脳卒中・リハビリ革命』（市川衛／主婦と生活社）を参考に、脳の働きについてご説明しましょう。

そもそも人間の脳には、千数百億個もの細胞が存在すると言われています。この脳細胞の代表的なものがニューロンという神経細胞で、大きいもので０・１㎜ほどしかありませんが、神経細胞を直線につなげると１００万㎞になると言われています。この巨大ネットワークを構成するニューロンのひとつひとつが電気信号を発して情報をお互いにやりとりすることで、脳での高度な働きを実現しています。ニューロンには木の枝のように分岐した「樹状突起」があり、その先には「シナプス」と呼ばれる情報を受け渡す場所があります。電気信号は「軸索」という道を通りシナプスまで行き着くと、その信号は樹状突起によって受け取られ、次のニューロンに伝えられます。簡単に言うと、神経細胞は

## ［脳内の神経細胞の仕組み］

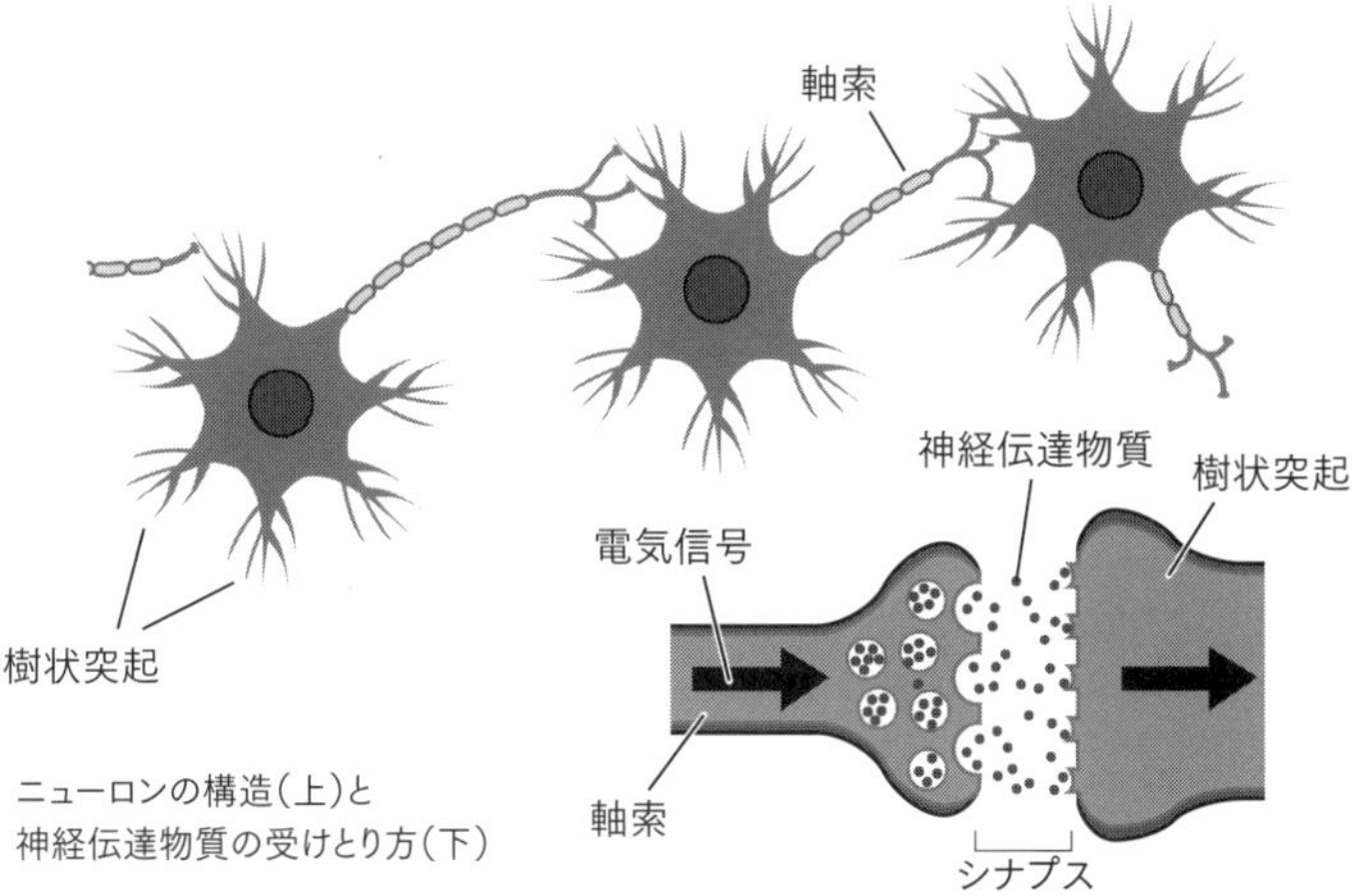


ニューロンの構造（上）と
神経伝達物質の受けとり方（下）

たくさんの手を出していて、握手をして網の目のようにつながりあっている状態。人間が考えたり、手足を動かせたりするのも、すべてこのような神経細胞のネットワークがあるからなのです。

　手足を動かす際は、脳が命令を出し、動かしたい手足の筋肉と脳が脊髄を介して連動することによって行われています。しかし、これらの動きを担当している大脳の神経細胞の一部に支障をきたしてしまうと、これまでの正常な動きができません。また、神経細胞が働き続けるには、つねに血液を通じて、酸素と糖分を届けてもらうことが不可欠です。だから、脳内の細い血管が詰まる「脳梗塞」や、脳内の血管が破れる

## ［神経細胞のネットワークの仕組み］

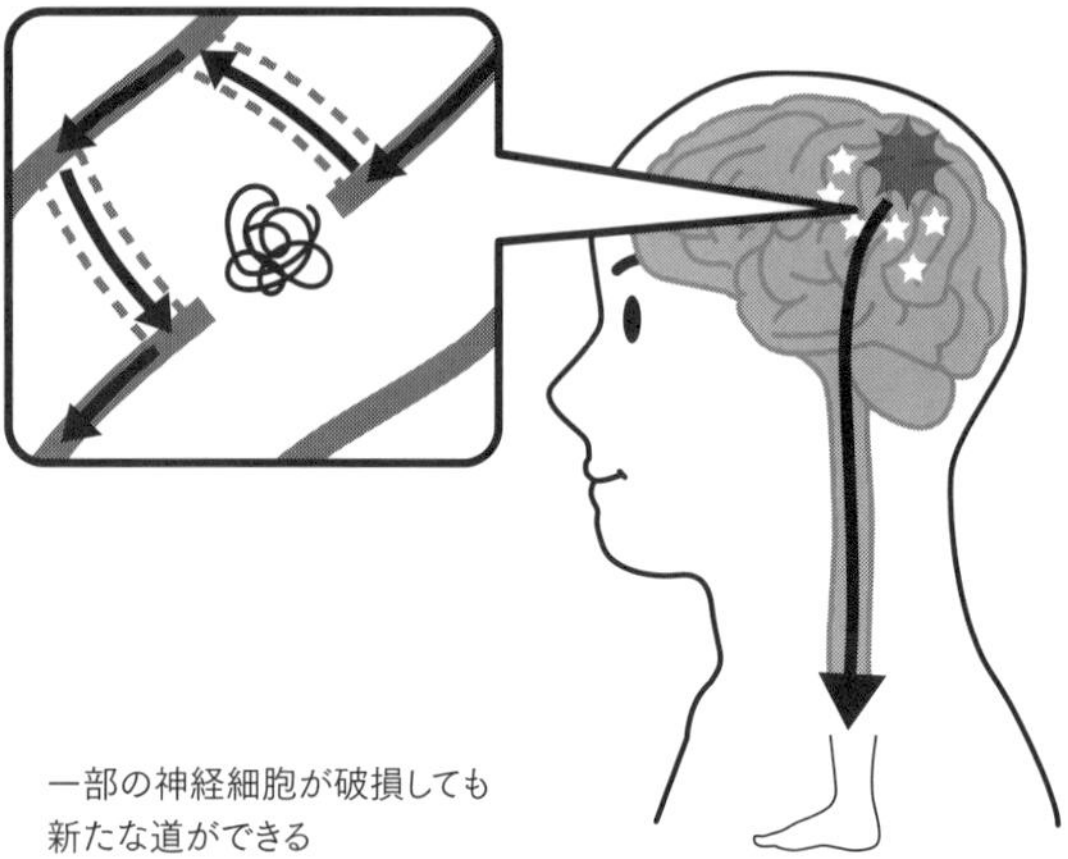

一部の神経細胞が破損しても
新たな道ができる

「脳出血」や「クモ膜下出血」が起こると、容易に神経細胞に支障をきたしてしまうのです。

　これまで一度死んだ身体機能は容易に回復しないと考えられていましたが、近年、脳神経に「可《か》塑《そ》性《せい》」があることが分かってきています。損傷した脳細胞は残念ながら元に戻りませんが、手足のある動きの働きを担っている神経細胞のネットワークが壊れてしまったとしても、再び別の神経細胞たちがその動きを代償するようになるというのです。簡単に言うと、一本道だと考えられていた神経機能の通り道は、脳の可塑性によって新しい道ができるということです。神経細胞同士の結びつきは、その成長過程で最初は弱い結合でしかなくても、何度もその道を使っているうちに、強くなっていく。つまり、脳卒中によって立てなくなった場合、リハビリ過程では脳で立つことをイメージし、実際に立てたという経験を何度も積み重ねることが大切になるのです。なぜなら、脳が命令を出してその動きが実現したときに、そのネットワークはより強化されるからです。

また、前出の加藤医師によれば、「脳は酸素消費量の割合が20％とほかの臓器に比べて最も高い器官。脳梗塞は脳細胞が酸素不足により壊死に陥った状態のため、脳への酸素供給をアップし、脳の毛細血管への血流をよくすることが重要」と言います。さらに『脳を鍛えるには運動しかない！』によれば、脳の血流が盛んになると、ニューロン（神経細胞）の機能を向上させ、その成長を促し強化する脳由来神経栄養因子「ＢＤＮＦ」が放出されるそう。

これらをまとめると、酸素を多く取り込めるロングブレスに、不自由をきたしている箇所を動かすエクササイズを組み合わせれば、本来の指令系統とは違う別の神経細胞が活性化し、新たなルートを通って指令を届けてくれるということが、おわかりいただけるのではないでしょうか。

ロングブレスとエクササイズを組み合わせれば、脳と脚、脳と腕をつなぐことができる。このような理論によって、今の石原先生を治せるのはロングブレスしかないと、確固たる自信を持っていたのです。

## 小走りもできるように

17年6月。ついに石原さんがスタジオへいらっしゃいました。私は緊張しながらも、確認のためにこうお話ししました。

「先生、私のエクササイズは地道なことの繰り返しです。『何度もおんなじことやらせるな！』とお怒りになるかもしれません。でも私なら先生を普通に歩けるようにできます。先生、どうなさいますか？」

すると、石原さんはまっすぐ私の目を見て、静かに言いました。

「美木先生に命を預けます」

石原慎太郎という偉大な男性が、私に命を預けると言ってくれたのです！

まるで映画のクランクインのような高揚感と喜び。それを上回る重圧も相まって、心臓の鼓動が倍になったような気がしました。

時間は1分でも無駄にできません。すぐさまレッスンを開始しました。最初は腕を前に出し手でグーパーグーパーと繰り返してもらう、脳と指をつなぐエクササイズを。このような脳と身体をつなぐ運動は、だんだんできるようになるのではなく、不思議なことにある日、急にスイッチが入ったようにできるようになるのです。最初はゆっくり、リズミカルではないにせよ、とにかく頭で考えた動きを手指でしてみることが大事と伝えました。

それから続けて、おもに3つのエクササイズを行いました。

ひとつは、椅子に座ってもらい、そこから立つ、いわゆるスクワットです。若い人は無意識でも椅子からすっと立ち上がれますが、筋力が衰えた高齢の方や、まして石原さんのように身体に麻痺が残る方では、脚の力だけで立つことは想像以上に困難な動作なのです。おそらく無意識に椅子の肘掛けやテーブルに手をついて立ち上がる方が多いでしょう。

スクワットは具体的には、座った状態で両足の親指に体重をかけ、両手を頭

## スクワット

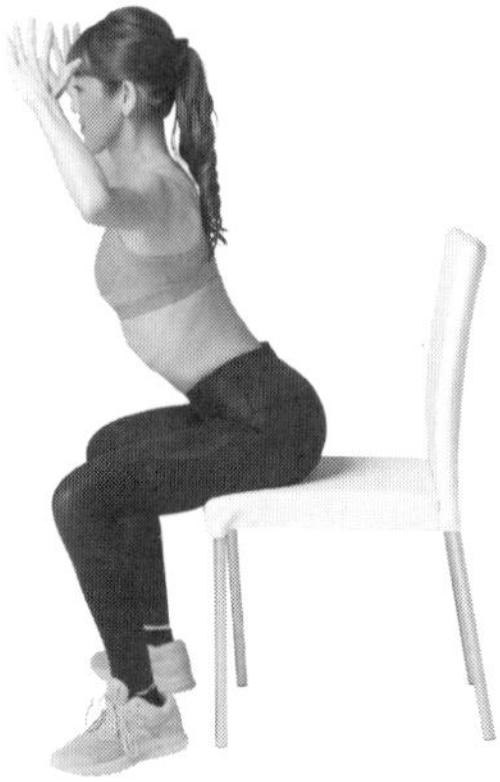

①肩幅に両脚を開き、母指球（親指の裏）に重心を置く。両手は頭の横にパーで開き、ひじを直角に曲げた状態で鼻から息を3秒吸う。

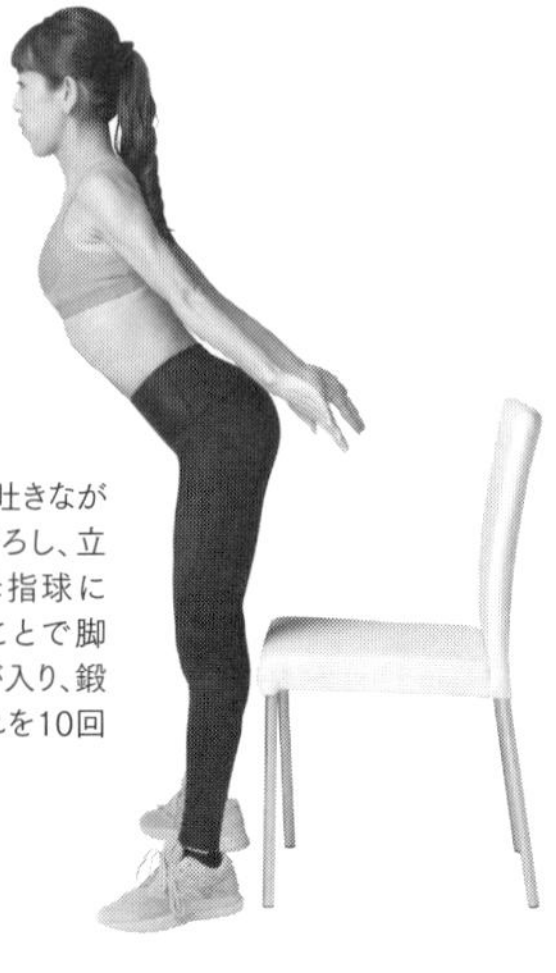

②口から7秒吐きながら腕を振り下ろし、立ち上がる。母指球に力を込めることで脚の内側に力が入り、鍛えられる。これを10回行う。

## 腸腰筋エクササイズ

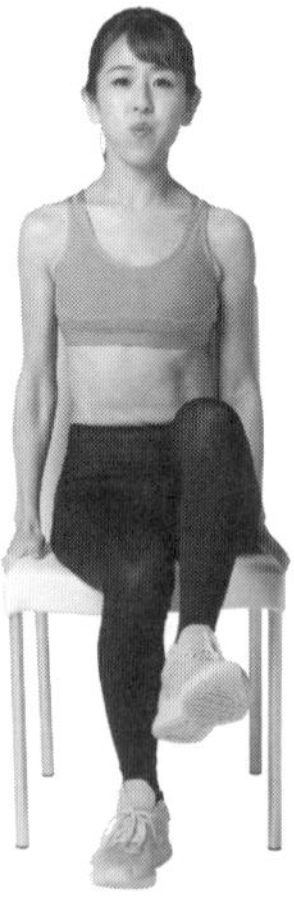

①椅子の両端をつかんでバランスを保つ。2秒間に約3回の速いテンポで脚上げをする。「4回で鼻から吸って6回で口から吐く」を6セット。

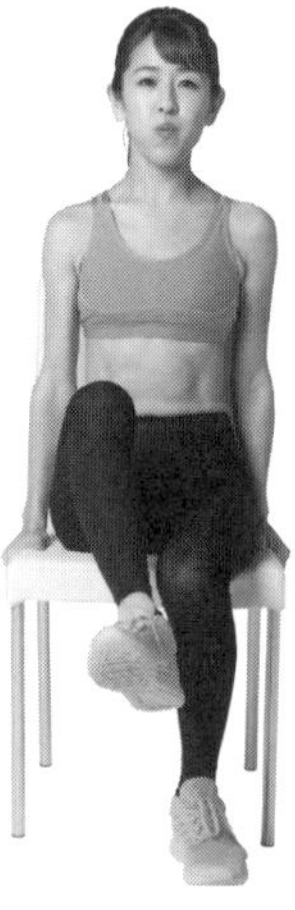

②もう片方の脚も同様に脚上げし、6セット。脚は90度以上高く上げる。ハードに感じるかもしれないが、一生歩ける脚づくりには欠かせない。

の脇に掲げます。そこから「えいっ」という勢いで、腕を身体の両サイドに振り下ろすと、不思議なぐらいラクに立てるのです。ここで大事なのは、座っているときに鼻から息を吸い、立つときに口から息を吐くこと。この動きを10回やっていただきました。

次に行ったのは太ももの付け根にある筋肉、腸腰筋のエクササイズです。歩くとき、脚を地面から持ち上げられるのは腸腰筋のおかげです。ここが衰えると、脚が上がりにくくなり、すり足になって転びやすくなるのです。座った状態で鼻から息を吸いながら片脚を90度以上になるまで上げる。そして、口から息を吐きながら脚を下ろす。この運動も10回程度やっていただきました。

最後は両腕を前後に大きく振りながら、4歩で鼻から吸って、4歩で口から吐く、歩く練習です。ロングブレスウォーキングと同じですが、石原さんの場合は手と脚の連動を脳に覚えさせるのが目的。高齢になると、ただ歩いているのにつまずきやすくなる方が増えますが、これは腸腰筋の衰えに加え、歩くのに本来必要な、腕を振る動作が小さくなっているケースが多いのです。

80分間のトレーニングを終え、私は石原さんがロングブレスをどう思われたか、ドキドキしていました。すると帰る間際、石原さんが私を振り返り、もう一度じっと私の目を見て言ったのです。「美木先生に僕の命を預けましたからね」と。憧れの石原さんが私の考案したロングブレスの効果を実感している。一気に胸が熱くなりました。石原さんはその後、毎週欠かさずスタジオに通われ、5ヶ月目にはなんと、中腰のままスクワットを続けられるほど筋力が回復しました。

石原さんの回復の過程は、19年12月に『金スマSP』で放送され、たどたどしい歩行が2年3ヶ月後には小走りができるまでに改善した様子に、TBSの撮影スタジオではどよめきが起こりました。

## 手術できない症状が消え去った

さらにもう一人。同じく脳の症状から回復された方をご紹介しましょう。

この方もまた、ロングブレスの魔法にかかったような、劇的な体験をされています。

会社を経営されている重田秀豪さん（当時47歳）は、19年の春に趣味のスキーで2度転倒。2度とも頭部を地面に打ちつけてしまいました。転んだ当日はなんともなかったそうですが、2ヶ月後、突然呂律が回らなくなり、同時にひどい頭痛が起きて慌てて病院にかけ込みました。

ＣＴ検査などをしたところ、なんと脳出血が判明。診断名は「硬膜外血腫」でした。頭部を強く打撲することによって、脳を覆う硬膜と頭蓋骨との隙間に血液がたまった状態のことを言います。重田さんの場合、かなりの重症で緊急手術となりました。しかし、手術は脳を傷つける恐れのある血腫をすべて取り除けないまま、やむなく終わったそうです。

残された血腫はもちろん不安ですが、術後、重田さんがさらにショックだったのは、医師から「脳の萎縮が始まっている」と宣告されたことでした。しかもその原因は不明。脳が萎縮すると、認知症のように忘れ物が多くなったり、意欲がなくなるなどの症状が出てきます。何か手だてはないのかと医師に問いかけると「薬もないし、手術のしようもない」とのこと。50歳手前の男ざかり。仕事のこと、会社のこと、ご家族のことがぐるぐる頭を巡り、相当落ち込んだそうです。

私は重田さんからその話を聞いて、もしかしたらロングブレスでいい方向に導けるかもしれないとひらめきました。石原さんのエピソードで説明した通り、ロングブレスで脳に酸素が送られると脳の神経細胞が活性化するので、なんとか萎縮を止められるのではないか、と。そこで重田さんに、それまで月に4回だったトレーニングを8回に増やそうと提案しました。

そこから3ヶ月間、重田さんは今まで以上に真剣に取り組まれました。この方法以外なす術《すべ》がないと必死だったのでしょう。すると、みるみる顔色がよくなり、肌にツヤも出てきたのです。頭の中はのぞけませんが、私はきっとよくなっているだろうと確信。いよいよ明日、定期検診に行くという重田さんに、「私の推測では脳の萎縮は進んでいないはずですよ」と、笑って送り出したのです。

次のトレーニングに来た重田さんは、久々に満面の笑みを見せました。話を聞くと、なんと検査の結果、残っていた血腫は完全に消え、脳の萎縮が止まるどころか、元に戻っていたという予想以上の結果が出たのです！　あまりの回復ぶりに、診察した医師は「血腫って消えるんだ……」と驚き、さらに「この3ヶ月間、いったい何をやったの？」と聞いてきたそうです。重田さんが意気揚々とロングブレスを説明したところ、「えっ!?　呼吸だけで……？」と驚いていたそうです。

重田さんはこの報告の最後に、「医学的根拠はわかりませんが、美木先生に命を救われたと確信しています」と言ってくれました。僕も、ロングブレスが効いたことは間違いないと確信していますが、いちばんは重田さんが頑張ったから得られた結果だと思っています。以前、腰痛でレッスンを休みたいと重田さんが言ったとき、あえてスタジオに来てもらい一発で痛みを取り除いたことが2度あったので、ロングブレスで脳細胞を活性化させようという私の提案を黙って信じてくれたのでしょう。

重田さんは、「ロングブレスをすると、とにかく頭がクリアになる瞬間がある。しかもトレーニングのあとは目がぱっちり開くので、視野が広がると同時に頭がスッキリして仕事の能率も上がるんです」と言い、今も健康維持のためにレッスンを続けています。

## 認知症対策にもなり得る

脳は生後1歳を過ぎると、毎日、減っていくそうです。さらに、脳のアミロイドβという老廃物が加齢によって増えて、シナプスの衰えるスピードが新たな結合の生まれるペースを上回るようになると、アルツハイマー病やパーキンソン病などを引き起こす原因にもなり得ると言われています。『脳を鍛えるには運動しかない!』のなかでは、こう解説されています。

「シナプスの活動が減り、樹状突起が萎縮すると、脳に栄養を運んでいる毛細血管も萎縮するため、血液の流れが制限される。逆のことも起きる。脳に血液を十分に送り込まないと、毛細血管が萎縮し、それにつづいて樹状突起も萎縮する。いずれにせよ、それは細胞の死を招く。血液によって運ばれる酸素や燃料、肥料、そして修復に使う分子がなければ細胞は死んでしまうのだ。ニューロンの成長を促す栄養素——脳由来神経栄養因子（BDNF）や血管内皮成長因子（VEGF）など——の量は、年をとるにしたがって減っていく。そして神経伝達物質であるドーパミンが作られるスピードも遅くなり、運動機能の衰えと意欲の低下を招く」

さらに、運動と脳の結びつきについては、「退職後の人の脳内血流レベルを調べたところ、運動をつづけている人は退職して四年たってもほとんどかわらなかったのに対し、運動をあまりしない人は著しく低下していた。脳は活発な成長を止めたとたん、死に向かい始める。運動は老化の進行を阻むことのできる数少ない方法のひとつだ」と、まとめています。

横浜東邦病院の梅田嘉明院長は、「ロングブレスによって脳の血流がよくなり、脳細胞が活性化することにより、認知症の6〜7割を占めるアルツハイマー型認知症の予防が期待できる」と言ってくれました。

また、これも別の医師から聞いた話ですが、高齢者が動けるにもかかわらず、至れり尽くせりの世話を焼かれる生活をすると、ほとんどの方がボケてしまうそうです。今現在、医療現場で問題になっている「フレイル」（加齢によって心身が弱ってしまう状態）や、「サルコペニア」（加齢や病気により筋肉量が減少することで、全身の筋力低下及び身体機能の低下が起こった状態）は、本人が「年のせい」と思って諦めてしまうとどんどん加速していきます。25年には65歳以上の５人に１人が認知症になるという予測があります（平成29年版高齢社会白書）。ロングブレスはたとえ寝たままでもできますから、どうか無理のない範囲で生活に取り入れてみてください。

## ロングブレスでリハビリした結果

この章の最後に、私の直接指導なしで、自らロングブレスを続け、脳出血から復活された方のエピソードを紹介します。『１２０歳まで生きるロングブレス』の読者の方から、希望に満ち溢《あふ》れたこんなお手紙をもらいました。

---

『１２０歳まで生きるロングブレス』美木良介さんへの感謝の手紙

こんにちは、私は２０１８年９月に58歳で脳出血で右半身麻痺そして失

---

語症になりました。

その関係で右手でペンを持てず、パソコンも左手でワープロをひらがなやカタカナを一から覚えている最中なので、わかりにくい箇所はご容赦ください。

２０１８年９月の入院時は右手、右足は全く動かない状態でした。失語症で全く声が出ず、外国に来たようでした。

そして病院のリハビリテーションを６か月受けて右足は装具を付けて杖をついて何とか一歩一歩ゆっくりですが歩けるようになりました。右手は重症で手先に力が入らないままでした。

自宅でリハビリテーションを続けましたが、作業療法士の個別指導はあるものの何か物足りない感じでした。

そんな中、２０１９年の年末に美木良介さんの『１２０歳まで生きるロングブレス』の新聞広告を嫁が見つけて、私に教えてくれて、石原慎太郎さんもやっていると知りすぐに購入しました。

そして２０２０年の１月からＤＶＤを見ながらロングブレスを始めまし

た。

①まず座って基本のロングブレスをちゃんと出来るようになるまで３週間掛かり、右の肩は少し動く程度でした。

②そして２０２０年の６月まで、座ってロングブレス体操をほとんど毎日続けました。この頃には右手は頭の横に上がり、背中で両手の腕を摑めるまでになりました。

③次に２０２０年の７月にロングブレストレーニングを加え、11月の後半には右手、右足は完璧ではないものの何とか出来るようになりました。ここまで（ロングブレストレーニング終了まで）の時間はＤＶＤで30分なので、丁度いいリハビリになります。

④２０２０年の12月初旬頃からはロングブレスからロングブレストレーニングの30分間、立ったままの姿勢でする箇所は立ちながらＤＶＤと一緒にトレーニングが出来るようになりました。

週に１度の作業療法士のリハビリと自主練習、そして毎日のロングブレスの30分間で、体力の増強と麻痺の軽減が図られ、去年の暮れから１年間

---

で活動範囲が広がりました。

今も右手は指先は動きませんが、腕は頭の上まで上がるようになりました。右足は痙縮《けいしゅく》がありますが、装具を付けて杖を持ち平地であれば２km程度家の外を散歩出来るようになりました。

失語症もロングブレスの呼吸法で声が出るようになってきたと思います。

妻もロングブレスを仕事の合間にやっています。

これからは２分間リズム運動や体幹運動にチャレンジしていきたいと思います。

美木良介さん、ロングブレスに感謝しています。ありがとうございます。

これからも素晴らしい活躍を願っています。

兵庫県　K・H

---

Kさんの治りたいという切実な気持ちと、ロングブレスが交わったゆえの魔法です。このお手紙からは、ロングブレスによって少しずつ動けるようになっ

ていく過程がわかってもらえると思います。また、私にとっても大いに励みとなり、改めて、ロングブレスで一人でも多くの方の健康を維持したいという気持ちを強く抱きました。

脳に関してはまだまだ未知の領域がたくさんあります。今現在、何かしらの後遺症で悩んでいる方は、ぜひともロングブレスを試してほしい。奇跡は、こんなにもすぐ近くにあるのですから。

魔法 episode 8

# ロングブレスは
# メンタルも鍛える！

ロングブレスを始めて、思ったよりも息が吐けないと自覚される方は多くいらっしゃいます。何度も「美木さんのように、息をそんなに強く長く吐けない！」と訴えられました。普段、無意識に呼吸しているわけですから、初めは難しいかもしれません。最初は8ページにある呼吸法から始め、できるようになったら9ページの基本のロングブレスへ。そうやって徐々にロングブレスのやり方を身体で理解し、続けていけば、おのずと強く長く吐けるようになっていきます。

ただ年齢を重ねると、誰もが呼吸が弱くなっているので、時間は少しかかるかもしれません。

## 肺機能を上げるには呼吸筋が大切

山王病院の副院長・呼吸器センター長の奥仲哲弥医師は、肺機能とロングブレスの関係についてこう説明します。

「肺は20〜25歳のときの1秒量（1秒間に吐ける肺気量）を１００とすると、

### ［息を吸うときと吐くときに動く筋肉］

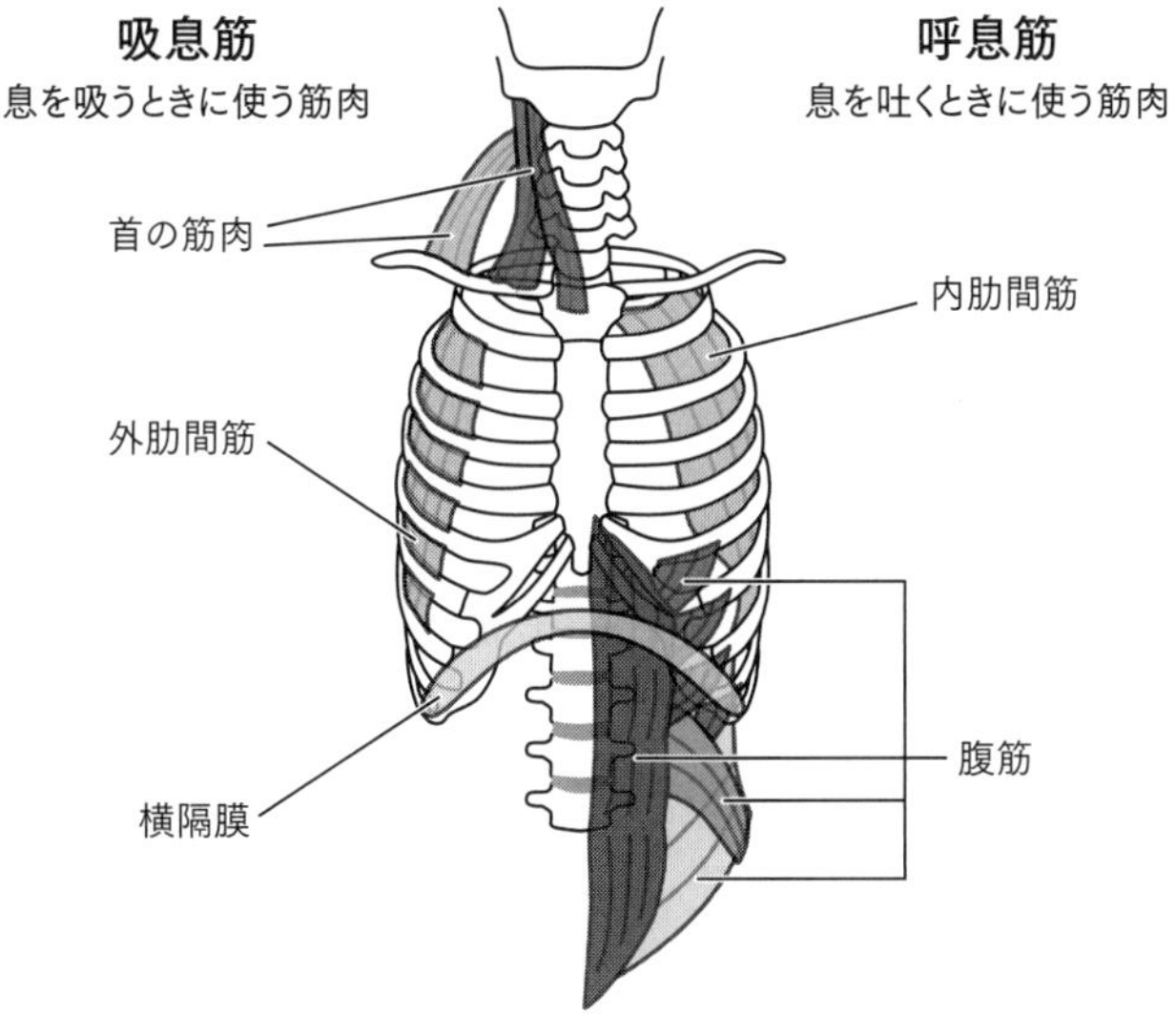


ヘビースモーカーの方などは肺周りの筋力の低下と肺気腫が絡んで、65歳ごろには40％近くも機能が落ちてしまいます。

　その肺の機能を補助するのが呼吸筋と呼ばれる20種類以上ある肺周りの筋肉で、肋間筋や胸鎖乳突筋などのほか、深層にある腹横筋、横隔膜も該当します。1日約2万回繰り返される無意識の呼吸では、肺はもとより深層筋も鍛えられませんが、ロングブレスで意識的にお腹をへこませたまま息を吐くと、横隔膜が広がることにより腹横筋が一気に縮みます。つまり、ロングブレスの呼吸を続ければ、肺周りの筋肉を鍛えて肺の機能を上げることができるのです」

過去に手術をしたことがある方はご存知かもしれませんが、全身麻酔の場合、手術前に術前呼吸訓練を受けます。術後、寝たきりの安静状態が続いたりすると、肺が十分に膨らまなくなり、気道が閉塞しやすくなる。また、気管チューブが気管支に刺激を与え、痰が溜まりやすくもなるので、呼吸器合併症などを起こさないためにも、呼吸器科の医師や看護師さんの指導で呼吸の練習をするのです。呼吸は命をつなぐためのかけがえのないもの。呼吸を強くすることは、生き抜くためにもとても大切なことなのです。

## 姿勢が悪いと呼吸が浅くなる

皆さんは、顔が見えない距離に人が立っているとき、その人が若いのか年配なのか、どこで判断しますか？　その人の立ち姿、いわゆる姿勢の要素も大きい判断基準になるのではないでしょうか。若い人は足でしっかり大地を踏みしめ、背筋を伸ばして立っているでしょう。一方、お年を召した方は膝をやや緩

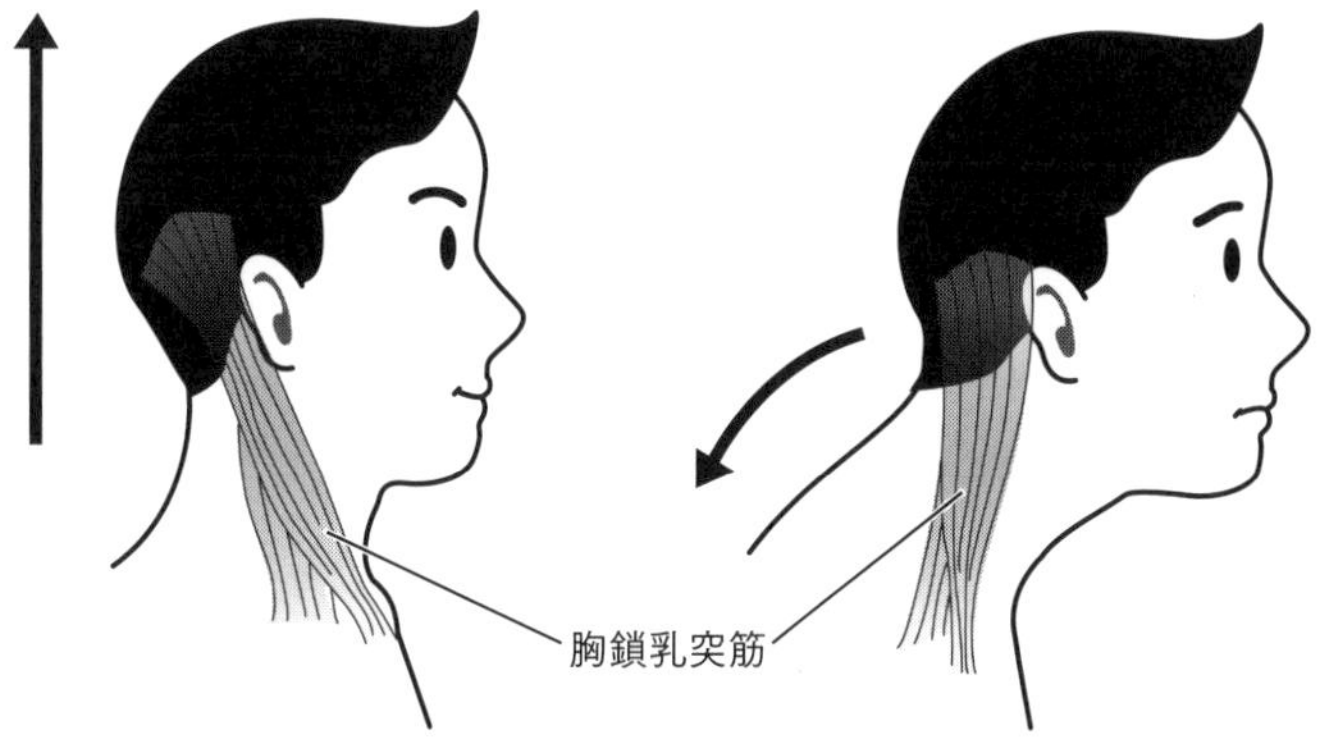


左が正常な位置にある首。右はいわゆる〝スマホ首〟

め、全体に前かがみで背中を丸くした立ち姿が多い。年を取っていくと筋力の低下により、どんどん丸まった姿勢になります。

　しかし、近年は現代病とでも言うべき現象なのか、子供のうちから丸まった姿勢になってしまう人が増えています。その多くの原因として、パソコンやスマホ、ゲームなどが挙げられるでしょう。特にスマホはうつむいた姿勢で長時間使用し続ける人が多いことから、首の筋肉である胸鎖乳突筋が前に引っ張られ、そのまま筋肉が固まって首が前に出てしまう「スマホ首」が問題になっています。

　では、姿勢をよくするには、どうしたらいいのでしょうか。

　姿勢のよし悪《あ》しには体幹が関わっています。身体の軸になる体幹の大きな役割は、姿勢を保つこと。たとえば自転車に乗っていてバランスを崩したら、身体をまっすぐに保とうとするはずです。

このときに動いているのが体幹の筋肉なのです。歩く、走る、階段を昇る、降りる。その動作のすべてで体幹の筋肉が姿勢を安定させ、つねにバランスを保ちながら動きをスムーズにしているのです。しかし、体幹が弱いと、座っていても自然に背中を丸め、あごを前に突き出し、丸まった姿勢をとるように。すると、呼吸も浅くなり、取り込める空気も少なくなってしまいます。

さらに背中が曲がり猫背になると、これまた困った現象が。それは、自然と口が開いてしまうことです。四六時中、口を開いている人のほとんどは「口呼吸」をしています。

口呼吸には、まったくいいことがありません。前出の奥仲医師によれば、『鼻呼吸』では吸った空気が鼻を通る際に、鼻毛や繊毛、さらに粘液などの防御機能によって、花粉やホコリなど肺に入れたくないものを絡めとり、きれいになった空気を肺に送ることができます。

さらに副鼻腔で空気がある程度温まるので、冬場の冷たく乾燥した空気も加温・加湿され、肺に負担のない状態で流れていく。片や口呼吸だと、そのような防御機能がなく、口から入れた空気がそのまま肺に送られてしまうので、冬場は喉の上皮が乾燥し、その結果、風邪をひきやすくなってしまいます」とのこと。

それに伴い、私が考える口呼吸の最大の問題はメンタルに与える影響です。人の精神面に大きな影響を与える自律神経は、自分ではなかなかコントロールできません。それが唯一コントロールできると言われているのが呼吸です。交感神経は不安やストレスを感じると活発になり、副交感神経はリラックスしているときや睡眠時に働く。緊張して気持ちが落ち着かないときに深呼吸をすると心が落ち着くのは、副交感神経が働くからです。

そんな風に呼吸と自律神経が密接な関係にあるからでしょう、人は口呼吸になると不安に陥る傾向にあります。たとえば仰向けに寝ている人の顔の上に、ティッシュペーパーを一枚載せたとする。つまり、呼吸をしづらい状態にするのです。するとその人は、ほぼ間違いなく悪夢を見ると言われています。

それぐらい呼吸とメンタルは密接な関係にあるのです。ロングブレスで強く長い呼吸を繰り返せば、横隔膜や腹横筋といったインナーマッスルが鍛えられ、姿勢がよくなります。また、呼吸が強くなるばかりか、鼻で息を吸う鼻呼吸のクセもできて、メンタルも安定すると考えられます。

実際にこんなことがありました。2章と4章で登場したSディレクターの職場の方が、2年前にうつ病と診断されたそうです。しかし、ロングブレスを始めたことで症状がどんどん改善していったのだとか。ご本人（29歳／男性）からお話を聞きました。

「新しい部署に異動して、多忙な日々が続いていました。いつからか、朝、電車に乗ると気分が悪くなる。食欲も減退。飲んでないのにひどい二日酔いのように具合が悪い。常に寒気を感じる。急に業務中にトイレに駆け込み泣いてしまう。趣味への関心がなくなり、休日も寝込むだけなどの症状が出ていることから、2年前に心療内科を受診しました。すると、『うつ病』と診断され、3ヶ月間休職することになりました。しかし、復帰後も朝のだるさが改善せず、遅刻欠勤を繰り返し、再度3ヶ月間休職することになりました。

そんな私の体調のことを耳にした上司のSディレクターが、ロングブレスを一緒にやろうと誘ってくれました。私は症状のひとつに首が痛くて仕方がないことを話すと、Sディレクターが、基本のロングブレスに加え、手を後ろに組んで上を向いてやるロングブレスを教えてくれました。

正直、最初は半信半疑でしたが、実際にやってみると、瞬時に首の痛みが和らいだのです！　それから、Sディレクターが『せっかくだから、朝にやってみる？』と誘ってくれ、呼吸法1の基本のロングブレス、体幹ロングブレス、手を後ろに組むロングブレスなど5種類を毎朝20分やってみることにしました。また、昼間、時間があるときは休憩中に近くの公園で、45分間のロングブレスウォーキングに取り組むことに。最初は歩くまで気持ちがついていきませんでしたが、Sディレクターと他のスタッフがやっている様子を見て、そのうちに自分も歩いてみたいと思うようになりました。やはり会社に行けないと周りに迷惑をかけているという余計な心配をして負の連鎖になるので、少しでも会社に行けるようにと必死だったのです。

そのように4ヶ月間、ロングブレス生活に前向きに取り組んだところ、朝スッキリと起きられる日が徐々に増え、会社に行ける日が増えていきました。しかも、私は身長１６５センチで93キロありましたが、ロングブレスを始めてから自然に10キロ痩せたのです！

復帰して1年。まだ抗うつ剤、睡眠薬を服用していますが、ロングブレスをすると気分も体調も明らかによくなります。症状が落ち着いたことで交際相手を探す元気も出て、おかげで彼女まででき、このたび結婚することになりました。

初めこそ疑っていましたが、今ではすっかり、ロングブレスは心身ともにいい健康法だと、信じています」

Sディレクターにも当時の様子を聞いたところ、最初に基本のロングブレスを教えたときに、「彼の目が見開いていったのが印象的だった」そうです。さらに4ヶ月間たつと、「目力がどんどんよみがえっていき、久しぶりに会ったときからは想像もできないくらいに表情が変化していった」とも。

ご自身が諦めなかったこと、そしてSディレクターの部下への想いが届いたからこそ、回復につながったのだと思います。

科学的にも、うつ病の治療に運動が効くことが証明されています。99年にデューク大学が運動とストレスの関連について、１５６人のうつ病患者を対象に、薬物と運動がどのような効果を上げるかを調べました。運動をまったくしない薬物療法のみのチームと、週に3日、1回30分運動をするチームなどにわけ、16週間調査。すると、うつ病の症状の発現率には差がありませんでしたが、6ヶ月後の再発率は、薬物療法のみのチームが38%だったのに対し、運動を行ったチームは8%にまで減少していたのです。

また、レイティ氏は著書『脳を鍛えるには運動しかない！』の中で、脳と心の関係をこのように述べています。

「運動すると身体の筋肉の張力が緩むので、脳に不安をフィードバックする流れが断ち切られる。体の方が落ち着いていれば、脳は心配しにくくなるのだ。また、運動によって起きる一連の化学反応には気持ちを落ち着かせる効果がある」と。

## マインドフルネス

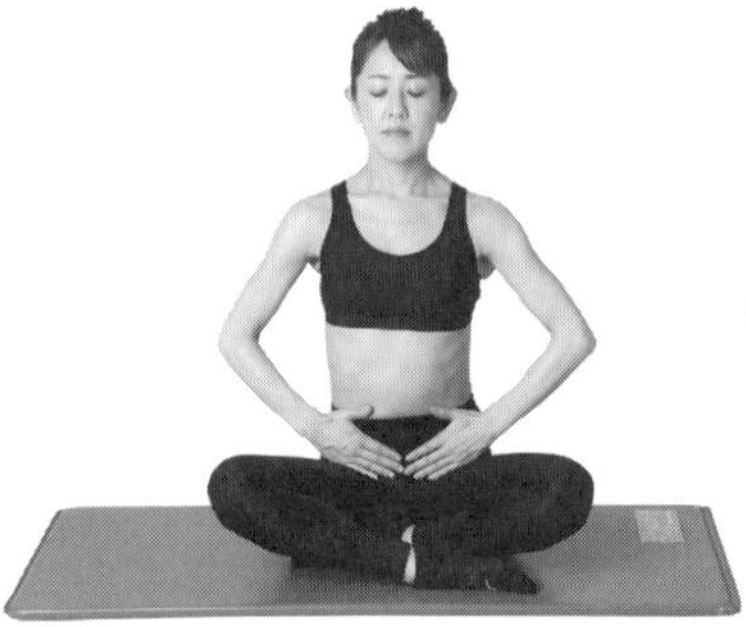

①背筋を伸ばして座り（椅子に座ってもOK）、目を閉じて鼻から5秒気持ちよく息を吸ったら、5秒止める。手は臍下丹田に置く。

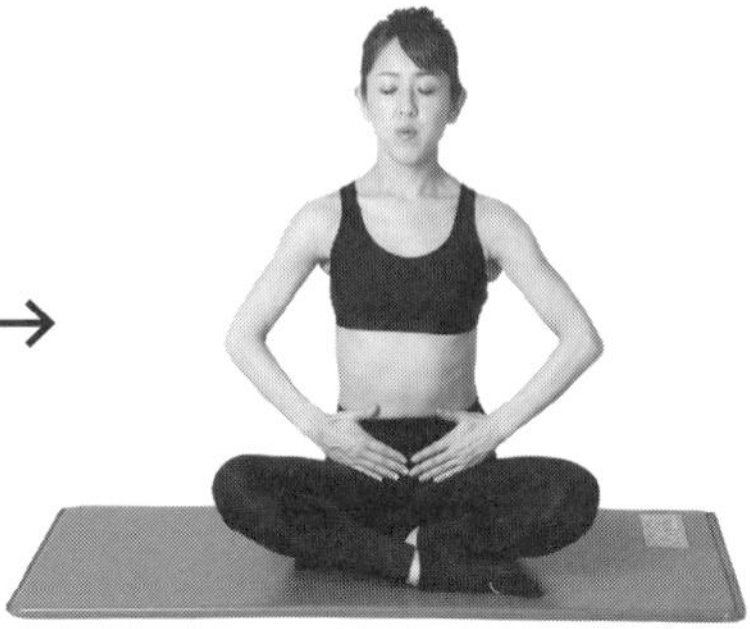

②10秒かけてゆっくりと口から息を気持ちよく吐く。お腹は引っ込めたまま、臍下丹田を意識する。これを9回繰り返す。

メンタルがすぐれないという方、まずは1日2分のロングブレスをおためしください。

　また、スタジオでのレッスンの最後には、心と身体をリセットするために、必ずロングブレス流マインドフルネスを行っています。やり方はいたってシンプルで、背筋を伸ばして座り、手は臍下丹田に置き、お腹を引っ込めたまま目を閉じて5秒間鼻から気持ちよく息を吸う。その後、5秒間息を止めます。そして臍下丹田を意識しながら、口から10秒息を吐く。これを9回繰り返します。合計たった3分。ぜひやってみてください。

## 歌までうまくなる

ちなみにスタジオに通っている方で、ロングブレスを始めたら歌がうまくなったという方も結構います。ロングブレスで体幹が鍛えられ、腹筋が強くなったのでしょう。さらに強く長い呼吸で肺活量も増えるので声にハリが出て、声量がアップするのです。

かくいう私もロングブレスを始めてから声量が増え、今まで出せなかったキーが出せるようになりました。40代の頃でさえ到底出なかった高いキーのB'zの歌が歌えるようになったのには、自分でも驚きました。これもひとつの、ロングブレスの魔法だと思っています。

魔法 episode 9

# ロングブレスで頭がよくなる！

## 片頭痛の解消にも

5章で紹介したガン治療中だった40代の女性は、長年片頭痛にも悩まされていました。しかし、ロングブレスを始めてから2ヶ月で「抗がん剤を飲み始めてからほぼ毎日飲んでいた頭痛薬を一度も飲んでいない」と言うのです。

さらに7章に登場した脳出血から奇跡の回復をされた重田さんは、つねづね「ロングブレスを行うと頭がスッキリして集中力が増す」と言います。ほかにも、同じような感想を持つ方は非常に多く、これはやはりロングブレスによって、脳細胞が活性化している証拠だと思っています。

## 頭がよくなる3つの条件

さて、これまで、ハーバード大学医学部准教授のジョン・J・レイティ氏が書いた『脳を鍛えるには運動しかない！』という本を引用してきました。この本は簡単に言うと、世間一般には運動は身体のためと思われていますが、実は第一の目的は脳を育ててよりよい状態にすることにあると説いた1冊です。

レイティ博士の理論は「運動が脳の神経細胞を育てる」というもので、つまり運動をすると、脳由来神経栄養因子（ＢＤＮＦ）が脳内で分泌され、このＢＤＮＦが脳の神経細胞や脳に栄養を送る血管の形成を促すというのです。「頭のいい子供を育てるためには、音楽鑑賞や創作活動や、それ以外のことをやらせるより、朝に身体を動かすことが大切だ」といい、レイティ博士の理論に基づく運動プログラムでは「心拍数を上げる」「普段使わない筋肉を使う」「できれば朝にやる」が３大条件です。この本は世界的にも大ヒットして、さまざまな教育現場で取り入れられたり、実践したりする保護者がいると聞いています。

実はこの本を読んだとある医師が「子供に無理に運動をさせるより、ロングブレスをさせるほうが脳神経細胞を増やすんじゃないか？」と提言され、『プレジデントファミリー』（プレジデント社）が取材に来たことがありました。

確かに心拍数を高めなくとも、ロングブレスは心肺機能を上げられますし、普段鍛えられないインナーマッスルを効率よく鍛えられます。そして、私も、ロングブレスは血糖値が低い朝に行うことを推奨している。全部条件に当てはまっています。

前の章で、長時間身体を丸めた姿勢でゲームをやり続けている子供が口呼吸になりやすいという話をしました。ゲームやスマホ依存の子供はどうしても猫背になる。また、現代は軟らかい食べ物ばかりで、それもよく噛《か》まないから表情筋が弱くなってしまう。これらの理由から口呼吸となり、呼吸が浅くなると脳が酸素不足になり、頭がボーッとする。よって、集中力も低下します。

　集中力がないと、成績が下がり、授業がわからないから、学校が楽しく感じられなくなる。さらに免疫力が下がって身体が弱くなり、学校を休みがちに。それらが重なって、学校に行きたくないと、不登校に……。まさに負のスパイラルとも言えることが起こる可能性を秘めているのです。

　この流れに呑《の》み込まれないようにするには、いったいどうしたらいいのか。それは、体幹を鍛えることです。

　実は、私の娘も小学2年生のとき、よくテーブルに肘をついていました。身体をテーブルで支えているわけですから、この子は体幹が弱いなと思ったのです。体幹の筋力がないと、勉強しようと机に向かっても身体が疲れてしまい、集中力が持ちません。

　そこで、娘と一緒にロングブレスの呼吸法を使ったトレーニングを始めまし

# 体幹トレーニング

①

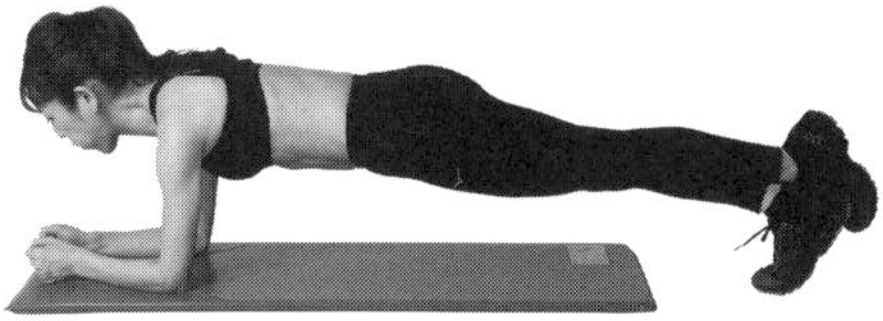

両ひじとつま先を床につけて身体を支え、両脚をクロスさせる。顔を前に向け、3秒で鼻から息を吸い、7秒かけて口から吐く。脚を組みかえて3回。

②

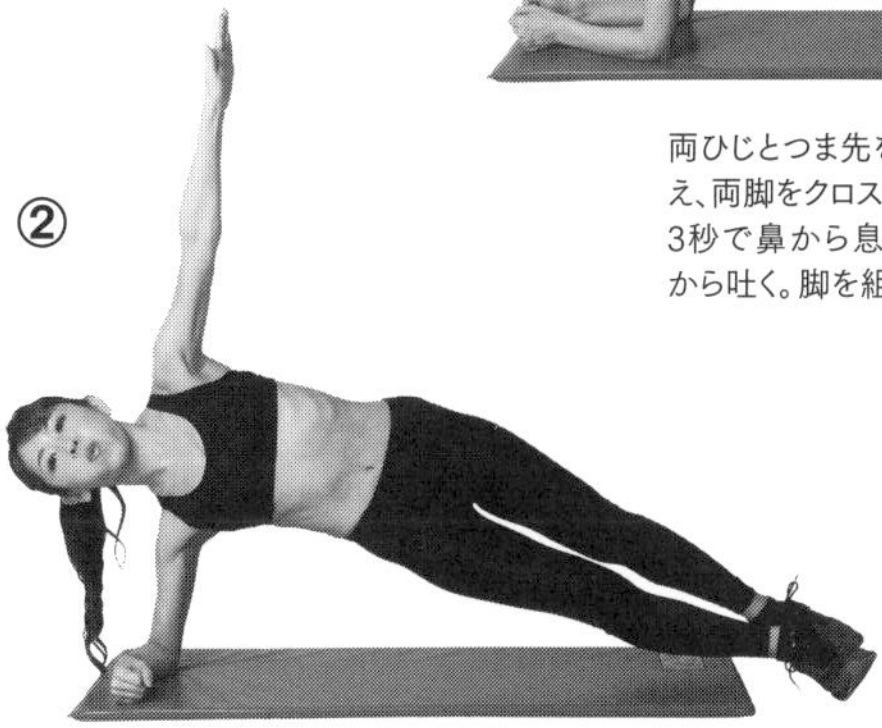

横向きになり、片ひじと両脚で身体を支える。両脚は前後させ、もう片方の腕は上げてバランスをとる。この姿勢を保ちながら3秒で鼻から吸って、7秒で口から吐く。これを左右で6回ずつ。

③

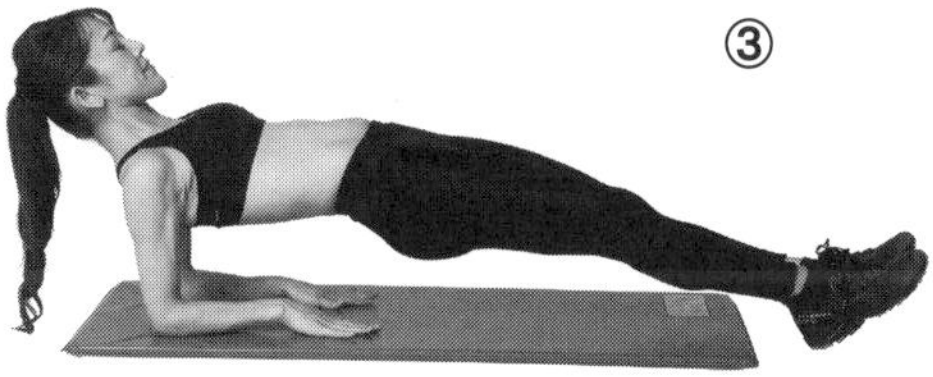

仰向けでお尻を締め、腰を浮かせて両ひじとかかとで身体を支える。顔を上向きにして、3秒で鼻から息を吸い、7秒で口から吐く。これを6回。

④

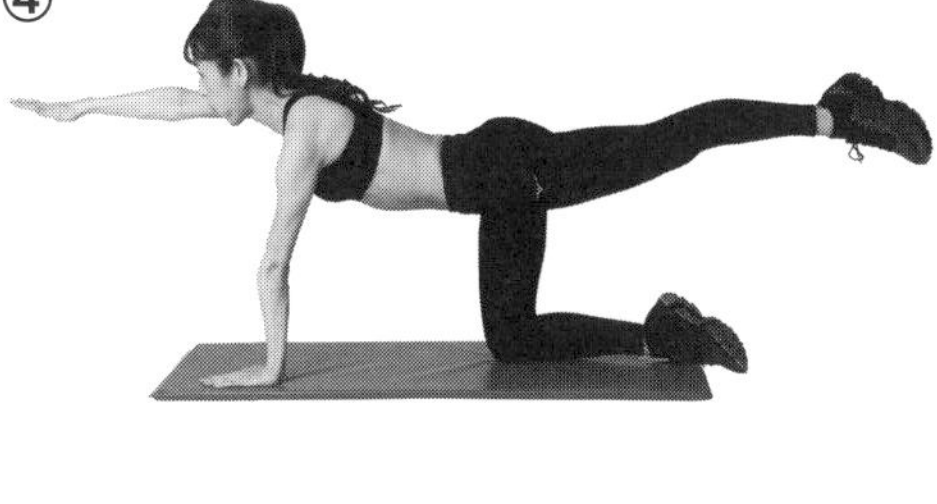

片手と逆側の片脚を床につき、もう一方の手と脚を伸ばす。鼻から3秒で息を吸って、7秒で口から吐く。これを左右で6回ずつ。

た。脂肪が燃焼しやすく身体が効果的に鍛えられる、血糖値が低い時間帯の朝食前に、最初は基本のロングブレスを2分間。そして娘が慣れてきたところで、ロングブレスを取り入れた次のような体幹トレーニング（前頁）を行うようにしました。

①身体の軸の筋肉を意識するトレーニング
②体幹の両サイドと脇腹の筋肉を鍛えるトレーニング
③お腹の下側の筋肉を鍛えるトレーニング
④身体の軸をまっすぐにするトレーニング

## 大人にも効く

基本のロングブレスに加え、この4つのトレーニングを毎朝続けたところ、1ヶ月で娘の腹筋は6つに割れたのです。さらに、成績が伸び、運動会でも1等賞が取れるようになりました。体力をつけた娘はその後、腹筋が8つに割れ、引っ込み思案だった性格も自ら学級委員に立候補するまでになったのです。

成長期の子供にとって過度な運動は、ときに骨格形成に支障をきたしたり、怪我をさせてしまったりする危険性もあります。しかし、呼吸なら身体のどこにも負担をかけることなく、体幹を鍛えられます。

また、別の運動では、道具を使ったり、時間を要したりしますが、ロングブレスならほんの数分でオーケー。早起きが苦手な方は、最初は時間帯を気にせず、子供が自由になる時間帯に繰り返すのでもいいです。やり始めれば、子供は大人よりも上達が早く、すぐに慣れるでしょう。

姿勢がよくなると、脳神経細胞が活性化され集中力が増し、鍛えられた体幹で運動能力もアップします。レイティ氏によれば、「運動はドーパミンを放出させる。ドーパミンは気持ちを前向きにし、幸福感を高める。やる気と集中力を高める」と言います。これはもちろん大人も同じ効果を得られるので、ぜひ、あなたも試してみてください。ちなみに『プレジデントファミリー』への反響は大きく、それを証明するようになんと1年後にまったく同じ内容の記事が掲載されていました。

お子さんがいる方は、まずは毎朝一緒にロングブレスを。慣れたらロングブレスを取り入れた体幹トレーニングを実践し、お子さんの運動能力、学習能力アップを試みてはいかがでしょう。高い月謝の塾に入れたり、さまざまな習い事をさせたりするよりもロングブレスを教えてあげる。これこそが、お子さんへの最高の贈り物ではないでしょうか。

魔法 episode

# 10

# ロングブレスはアンチエイジングにも効果的！

## 頻尿・尿漏れ防止

最後に、ロングブレスによる「魔法のアンチエイジング効果」や「女性の悩みを改善する効果」についてお話ししましょう。

ロングブレススタジオの生徒さんには、下は10代から上は80代と、幅広い年齢の方がいらっしゃいます。開設当初は『金スマ』での衝撃的に痩せた事例に驚かれ、ダイエットを目的に訪れる方が多かったのですが、しだいにただ痩せるのではなく、美しく体重を落とせること、また、それ以外の美容効果を期待する女性の会員が増えてきました。

ロングブレスはインナーマッスルに働きかけて内臓脂肪を落とすことから、皮膚が余らず痩せられることは、すでに3章でお話ししました。それだけでなく、「ロングブレスでダイエットすると、理想の体型を手に入れられる」と喜ばれることが3つあります。

## ■ バストはキープしたまま痩せられる

ひとつめは「美バスト」をつくれること。女性がダイエットをする際、皆さ

## バストに効くトレーニング

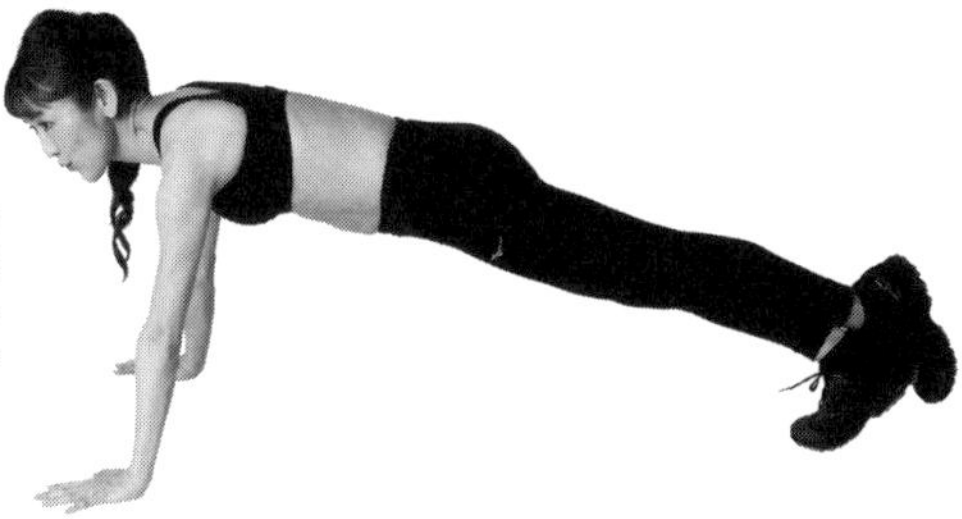

①両脚をクロスさせ、片方のつま先を床、両手をなるべく広めにつく。腰が落ちないようにしながら鼻から3秒息を吸う。

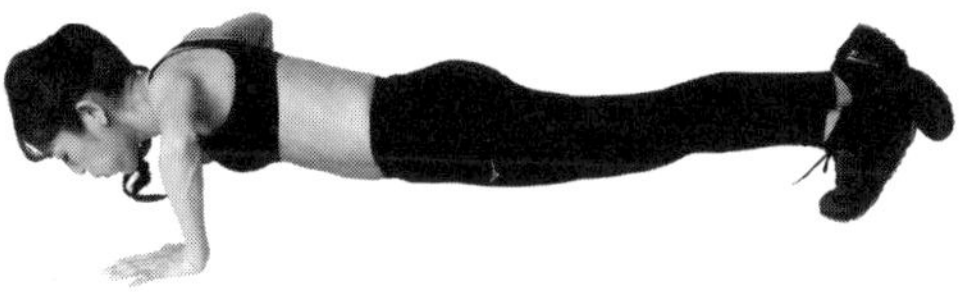

②お腹をへこませて息を吐きながら4秒で腕を小刻みに深く曲げ、次の3秒で口から吐きながら腕を伸ばす。①〜②を10回。

ん唯一「バストだけは落としたくない」とおっしゃいます。確かに、バストの90%は脂肪でできているので、通常のダイエットでは脂肪を燃焼させることにより、胸も痩せてしまいがちです。理想のスタイルを考えたら、バストだけはそのまま残したいと思うのは当然でしょう。

　そこでロングブレスダイエットでは、その要望に応えて、胸周りの筋肉をつけるメニューを取り入れています。基本のロングブレスのやり方を思い出してみてください。肩甲骨をグッと寄せて胸を張りますよね。これに加え、呼吸法を伴った腕立て伏せをしてもらいます。これは胸周りだけでなく、背中側も同時に鍛えるトレーニングです。

筋肉はメインで鍛えたい主動筋と、反対の動きを担う拮抗筋の両方をバランスよく鍛えることが重要。だから、胸周りだけ鍛えるのではなく、背中に効くトレーニングも入れないとダメなのです。

また、バストは年齢とともに筋肉が落ちて位置が下がり、呼吸がつらくなってしまいます。これを防ぐためにも、胸周りの筋肉を鍛えることは重要なのです。体力的にきつい方は膝をついた方法でもかまいません。

以前、テレビ番組の企画で、ロングブレスで30キロほど減量した女優さんがいましたが、バストは美しく保ったままでした。ロングブレスでは体重を落とし、全身を引き締めながらも、バストはむしろ位置が高くなる。つまり、さらに美しくなる魔法がかかるのです。

## くびれが手に入る

ふたつめに、ロングブレスでは「美くびれ」が手に入ります。２０１２年に出演した『はなまるマーケット』（ＴＢＳ系）で、30代の一般女性2名に基本

## くびれトレーニング

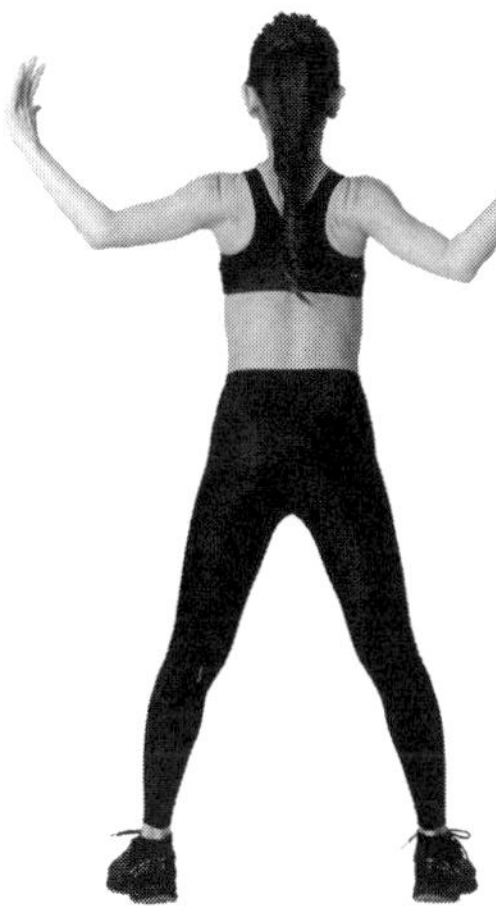

①両脚を肩幅より少し広く開き、両腕は肩の高さで保ち、ひじは曲げて手はパーに。お腹をへこませながら鼻から3秒深く息を吸う。

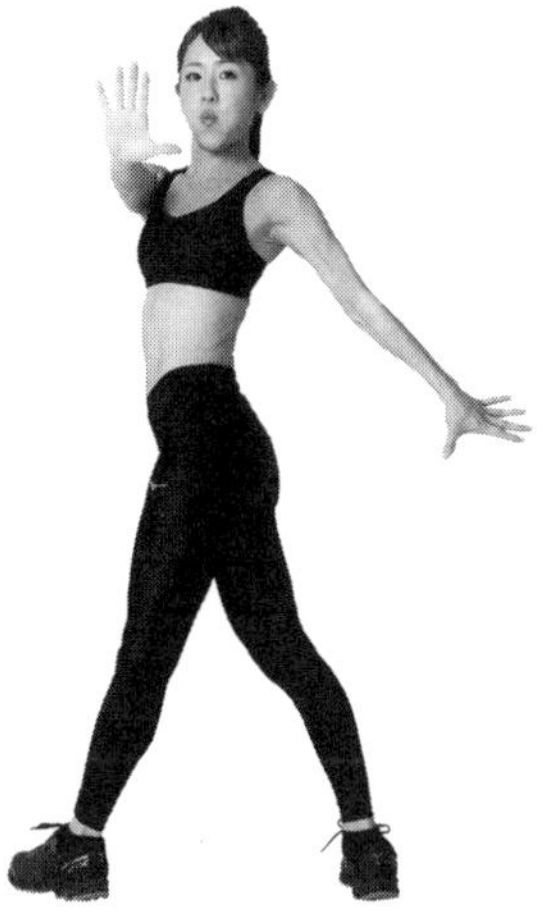

②口から7秒息を吐きながら上半身を左へひねる。右腕は視線の先に伸ばし、左腕は後ろに伸ばす。左右交互に①〜②を3セット。

のロングブレスを指導し、3ヶ月間自宅で試してもらって、身体がどう変化するかを紹介する企画がありました。

　ふたりとも忙しい主婦の方でストイックに毎日は実行できず、「できる限り」やっていたとのこと。その結果、痩せ型なのにお腹周りが気になっていたKさんは、78・5センチだったウエストが65センチと、マイナス13・5センチを記録。背が高く、お腹周りがややたっぷりしていたSさんは、94センチから75センチと、マイナス19センチもサイズダウンしたのです。どちらもウエストは中ほどできれいに細くなり、「美くびれ」ができました。これはロングブレスでインナーマッスルが鍛えられ、脂肪が落ちたゆえの当然の結果です。

この企画では、体重の変化はあまり見られませんでした。しかし、筋肉は脂肪の約1・2倍の重さがあるので、脂肪が落ちて筋肉がついたら、むしろ増えてもいいぐらい。そう考えると、おふたりとも効率よく脂肪が落ちたことになります。

この結果を見た医師は、「ロングブレスで体幹の周りの筋肉が固くキープされることで、横にだらっと広がる部分がなくなった印象です。生活の中で肋骨と腰骨の間を伸ばす姿勢を意識することで、腹斜筋とその内側にある腹横筋などの体幹の筋肉が身体に収まり、ウエストが細いのが自然な状態となるわけです」と分析していました。

## ヒップアップして尿漏れも防止

３つめは、「ヒップアップ」できることです。基本のロングブレスは、骨盤底筋群を持ち上げるためにキュッとお尻を締めることがお約束です。実はこの骨盤底筋群を鍛えることは、女性ならではのある悩みを解消することにもつながっていたのです。

以前、老人ホームに講演に出かけた際、多くの女性が尿漏れや頻尿に悩んでいることを知りました。出産や加齢が原因で、尿道周りの筋肉や骨盤底筋群が緩んでしまうと、咳やくしゃみをしたときや階段を降りるとき、何か重いものを持ったとき、お腹に力を入れたときに漏れてしまう。こんな症状を抱える方が実は結構多いのだそうです。この悩みのために大好きな旅行ができない、ショッピングやランチに出かけるのも不安だという方がたくさんいると聞きました。

骨盤底筋群は内臓を支えると同時に、尿や便、経血の排泄をコントロールしています。基本のロングブレスでお尻をキュッと締めることを繰り返せば、骨盤底筋群を締めあげられ、それだけで頻尿や尿もれが改善。また、お腹を引っ込めたまま呼吸をするので、腸の動きが活発になり、その効果で便秘が治った方も数多くいます。女性としてなかなか言いづらい部分のストレスが解消することで、健康的な生活が送れ、何より心のアンチエイジングになるのではないでしょうか。

## 前からも後ろからも若返る

当初の目的は別のところにあったのに、ロングブレスの思わぬアンチエイジング効果で、50代、60代の頃より元気になり、若返ったという女性がいます。ロングブレス歴3年、現在74歳の百瀬有紀さんです。

百瀬さんはもともと、両脚大腿骨《だいたいこつ》の骨折をきっかけに要介護になってしまったお母さんを看ていた経験から、「脚は命」という考えを持ち、ロングブレススタジオへ。初回レッスンを終えた帰り道、地下鉄の階段を降りる脚があまりに軽くて驚いたそうです。その後、週1回80分のロングブレスを続けるうち、インナーマッスルが鍛えられたのでしょう、なんと懸垂が3回もできるように！　また、大好きなゴルフはほとんどカートに乗らずにプレーできるようになり、周りの方からは「弾道が変わった！」と驚かれているそうです。

そして何より、見た目がどんどん変化していきました。まず、若々しい後ろ姿を手に入れたのです。ロングブレスを続けると、肩周りの筋肉や背中の真ん中まである僧帽筋が鍛えられるので、余分な脂肪が落ちます。そのせいか、周囲から「後ろ姿がきれい」「背筋が伸びている」とほめられるようになりました。

さらに百瀬さんは、代謝がよくなったことで、肌にツヤが出て、フェイスラインがシュッと引き締まり小顔に。ロングブレスは頬を思い切り膨らませて息を吐くので、笑顔をつくったり、ほうれい線を引き上げたりするのに大切な大《だい》頬骨筋《きょうこつきん》や小頬骨筋、咬筋《こうきん》、口輪筋などの表情筋を鍛えられるのです。今や「マスク老け」なんて言葉も登場するほど、マスクの下のたるみが深刻化していますが、ロングブレスをしていれば、その心配もありません。

さらに、百瀬さんはＯ脚も改善しました。お尻を締める基本のロングブレスは、下腹の緩み、タレ尻、Ｏ脚やＸ脚にも影響している骨盤底筋群を締めあげます。そしてロングブレスウォーキングも、これまたＯ脚の改善に有効なのです。百瀬さんはレッスン中だけでなく普段から歩き方に気を付けたところ、いつの間にか脚がまっすぐになっていました。とても70代に見えない百瀬さんは、「生涯ロングブレスを続けようと思っています」と、今も元気にスタジオに通われています。

職業柄、美しさを求められやすい女優さんにも、ロングブレスの効果を体験してもらう機会がありました。12年に舞台『初蕾』で共演した女優の山本陽子さん（当時70歳）に、「私でもロングブレスできる？」と聞かれ、「僕の言う通りにやれば、10歳は若返ります」と宣言しました。

そして、公演前の準備運動の合間に基本のロングブレスをレッスンすると、さすが大女優、すぐにマスターしたのです。ウォーキングの仕方も教えると、山本さんはそれまで自己流で1時間ほど歩いていただけに、汗のかきかたが全然違うロングブレスウォーキングに「今まで私がやっていたことは何だったの？」と驚いていました。

公演中は毎朝一緒にロングブレスを行ったところ、山本さんは約1ヶ月半で

5キロ近く痩せ、失礼ながら御年70歳とは到底見えない美しさで、特に肌がつやつやと輝いていました。

山本さんはのちにインタビューで、「車を運転しているときも、フーッと大きな息を吐きながら乗っています（笑）。もう自分でも感心するくらいすっかりハマっていますね」とコメント。ロングブレスの魔法に、大女優もぞっこんでした。

「美容を通して人を幸せにする」事業に取り組まれている、ヤマノビューティーメイトグループ代表取締役社長・山野幹夫さんも、ロングブレススタジオにお越しになっています。

彼は02年に、世界で初めて〝琥珀美容〟を確立。その研究に取り組むなかで、マシンを使った筋トレではなく、自然な形のトレーニングを琥珀美容と組み合わせたいと考えていたそうです。そんなときに友人の経営者からロングブレスを紹介されました。

山野さんはロングブレスを体感してみて、こうおっしゃっていました。

「呼吸という人間の最も自然な力で代謝や免疫力を上げるという考え方は、自然の力を活かす自分のビジネスの理念に通じる」と。

その後もトレーニングを続けられるうちに、輪郭もスッキリし、胸筋も徐々についてきて、腰周りの脂肪もつきにくくなりました。今では50代とは思えない若々しさに満ち溢れています。また、その効果を実感し、ご自身の80代に近いお母様も連れてこられたり、社員さんや販売員さんに向けてロングブレス講習会も実施されたりしています。

## 夜寝る前のロングブレスで質のいい睡眠に

ロングブレスによる驚異的な美容効果を理解していただけたでしょうか。前述のように、代謝をよくし、脂肪を燃焼しやすくし、脳細胞も活性化するのでロングブレスは朝に行うのがおすすめですが、夜寝る前にもロングブレスを行うと、質のいい睡眠へと導いてくれます。

西野精治医師は著書『スタンフォード式　最高の睡眠』（サンマーク出版）

の中で、「スムーズに眠るには体温を下げるのと脳の興奮をおさめること」を挙げています。

その理由は「人間の体温は、睡眠時より覚醒時のほうが高く、睡眠中は温度を下げて臓器や筋肉、脳を休ませている。この深部体温は日中高くて夜間低いが、皮膚温度にあたる手足の温度は、昼に低くて夜間高い。健康な人の場合、皮膚温度が上がって熱を放散し、深部体温を下げているため、入眠前には手足が温かくなる。皮膚温度と深部体温の差は2度以下に縮まっていることがカギになる」と説明されています。

また、「脳が興奮していると体温が下がりにくいため、脳のスイッチを切ることが大切」であり、「副交感神経を優位に働かせるためには、毎日眠る前に深呼吸をしてみること」を挙げています。

体温を上げて呼吸によって脳の興奮をおさえる。これは、まさにロングブレスがぴったりではないでしょうか。

また、就寝前のロングブレスは、夜寝ている間に筋肉が育ちやすくなる側面も。さらに、睡眠の質は肌の状態に顕著に現れます。寝ている間に脳が成長ホルモンの分泌を促し、肌細胞に働きかけ、コラーゲンなどの美肌成分の生成を促すからです。ぜひ、ロングブレスで質のよい睡眠を得て、素肌美人を目指しましょう。

魔法episode II

# ロングブレスと腸活

## 120歳まで生きる魔法の食事術

## 酵素ファーストの食事を

アンチエイジング効果をさらにアップさせるには、食事面でのサポートも欠かせません。これまで、ロングブレスは筋肉量を増やしていく運動であり、筋肉は脂肪よりも多くのエネルギーを消費するため、食事制限は行わないと紹介してきました。

実はひとつだけ、ロングブレスを実践する際にお願いしていることがあります。それは、「酵素」を多く含んだ食品を食事の最初にとること。

酵素について簡単に説明すると、食品に含まれた「食物酵素」と、人の身体に存在する「体内酵素」があります。体内酵素は「消化酵素」と「代謝酵素」に分かれていて、消化酵素は食べ物の消化を助け、食欲を増進させます。代謝酵素は吸収された栄養を細胞に届けて代謝を促し、免疫力などを高める役割をしています。

諸説ありますが、体内酵素は一生のうちにつくられる量に上限があり、増やすことはできず、40歳を過ぎると急激に減少するようです。また、食べ過ぎや飲み過ぎで胃腸が疲れたり、同じものばかり食べていたり、添加物や加熱食品、白米、小麦、白砂糖などの「白い食材」ばかりを食べていたりすると、消化酵素が大量に消費され、生命活動に必要な代謝酵素の量が少なくなってしまいます。すると、太りやすくなったり、病気になりやすくなったりするのです。

私は朝昼晩の3食のほか、1日2回補助食（おやつ）としてフルーツを食べます。そして必ず、生野菜やフルーツ、発酵食品などを食事の最初に口にします。そうすることにより、酵素が多く含まれている食物が消化を助け、体内の消化酵素の消費量を抑えられ、その分の酵素を代謝に回すことができるからです。

酵素は、生の状態でとることがポイントです。なぜなら熱に弱く、だいたい約50度で壊れてしまうと言われているからです。つまり、加熱調理すると、食べ物に含まれていた酵素は破壊されてしまうのです。ヨーグルト、フルーツ、納豆など、ご自身の食生活に取り入れやすい方法で、食事の最初に酵素を取り入れましょう。ちなみに、食物繊維が豊富なキャベツなどの生野菜は、血糖値の上昇度合（GI値）を下げることにもつながり、ダイエットに効果的です。

3章でも夜遅く食べることは避けてほしいとふれましたが、夜は腸を休ませる時間と考えてください。鶴見隆史医師は著書『酵素が病気にならない体をつくる！』（青春出版社）の中で、「午後8時〜午前4時までは吸収と代謝の時間。深夜に夜食を摂る習慣があると、本来は『吸収と代謝』の時間なのに、『消化』の作業をしなければならなくなる」と言っています。

また、お腹が空いていないのに無理に食べる必要はありません。空いてもないのに食べ続けると、消化不良を起こすことに。現代人は食べ過ぎという見方もあり、現に私は、朝は〝酵素ジュース〟に置き換える生活を送っています。

作り方はいたって簡単。酵素が多く含まれるニンジンやリンゴを選び、酵素を壊さない低速ですりつぶすスロージューサーを使って液状にします。液状だから消化がいいので胃腸を休めることができるうえ、酵素や栄養素をたっぷり補給できる。前の日に食べ過ぎたときは、朝ごはんの置き換えに、また会食前にも飲んでおけば、消化酵素をしっかり補ってくれます。会食やアルコール摂取が多い方には特におすすめです。

## 体内の酵素が減る原因

- ●過食
- ●加熱食品ばかり食べる
- ●同じものを食べ続ける
- ●食品添加物
- ●悪い油
- ●白い食材（精製された食材）

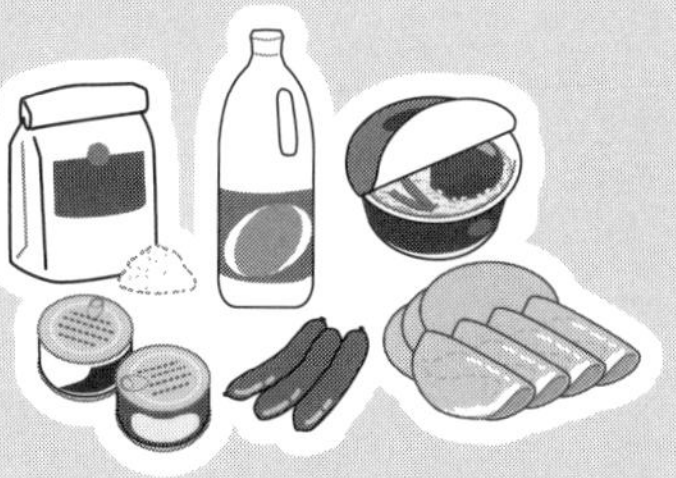

## 酵素が多く含まれる食材

- ●生のフルーツ
  リンゴ・キウイ・パイナップル・スイカなど
- ●生野菜
  キャベツ・パセリ・大根おろし・山芋・
  セロリ・レタス・ニンジンなど
- ●発酵食品
  チーズ・納豆・みそなど

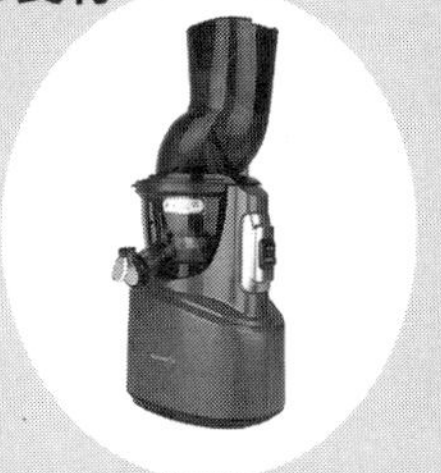

筆者愛用の「クビンスサイレントジューサー」
写真提供：ジャパネットたかた

## 消化酵素と代謝酵素はバランスが肝心！

太りやすい人・不健康な人の
酵素バランス

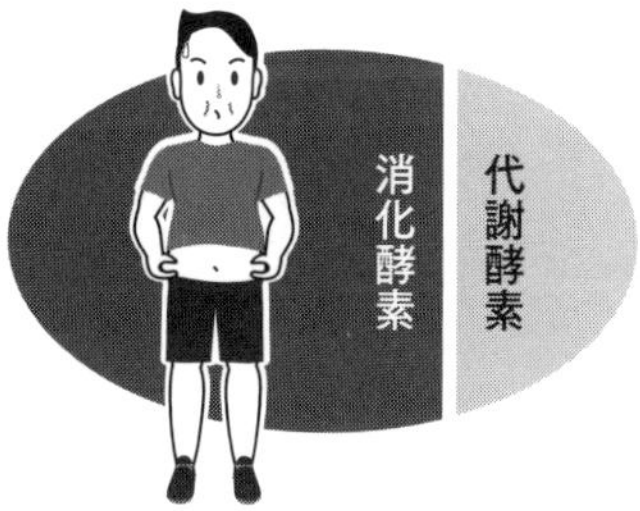


太りにくい人・健康で若い人の
酵素バランス

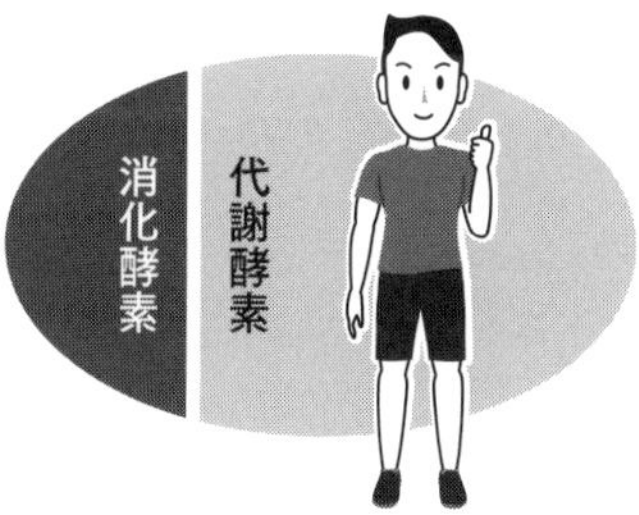

そして忘れてはいけないのが、ロングブレスです。体温が低くなると動きが鈍くなる酵素。食事の前にロングブレスをすれば、代謝が上がり、脂肪燃焼効果がアップするので、酵素が働きやすい身体に持っていけるでしょう。食後だと臍下丹田に力が入りづらくなるので、食前に行うことをおすすめします。

また、食事の際はよく噛むことも大切です。噛む動きは、脳神経細胞の活性化につながります。年を取り、歯がダメになってしまうと軟らかいものしか食べられなくなって、体調を崩してしまう人が多いと聞きます。年齢を重ねた人ほど、よく噛むクセをつけましょう。

実際に、会食の多い経営者の方で、ロングブレスを日常に取り入れ、酵素ファーストの食事スタイルに変えたことによって、体型が劇的に変化された方がいます。最後にここで、代表しておふたりのエピソードをご紹介しましょう。

店舗や商業施設の企画制作事業を行う『ラックランド』の代表取締役社長・望月圭一郎さんは、ある日、ご夫婦で私が登場した講演会に参加された後、奥様から「今こそ、経営者として一皮むけるとき」と言われたそうです。

その言葉には、「先代の社長だったお父様が62歳で他界したことや、120人の従業員を背負っている責任をもっと自覚してほしい。仕事や会社を言い訳にせず、すべてやり切れる人になってほしい」という思いが込められていました。人間ドックの数値も悪く、疲れやすさを感じていた望月さんは、奥様の言葉を素直に受け止め、奥様に勧められたとおり、ロングブレススタジオに通うことになったのです。

スタジオにお越しになった当初の望月さんの体重は96キロもありました。しかし、週に4~5回のロングブレストレーニングに加え、コールドプレスジュース（素材に熱を加えず生のまま圧力をかけたジュース）を飲むようにして積極的に酵素をとるなど、食生活をチェンジ。すると、1年で23キロものダイエットに成功！　体重は73キロになりました。

おまけに今では腹筋がいわゆる6パックになり、花粉症の症状も出なくなり、10・5もあった尿酸値が6・5の正常値に下がるなど、人間ドックの数値が軒並みよくなったのだとか。

また、ご本人いわく、「ロングブレスのトレーニングがどんなにきつくても

『やればできる』と思っているうちにメンタルも鍛えられていき、取締役としてのマインドもどんどん育っていった」そうです。今では「社員に10年分の健康をプレゼントしたい」という思いで、社員向けのロングブレス講演会を開催。変わるきっかけをくれた奥様には、とても感謝しているそうです。

眼鏡ブランド・アイヴァン代表取締役社長の山本典之さんにいたっては、ロングブレスを始める前の体重は１０８キロ。ご本人いわく、「いつ病気をしてもおかしくない」状態でした。

スタジオにお越しになった当初はハードなトレーニングができなかったので、ロングブレスウォーキングから取り組み、徐々に負荷をアップしていくことに。すると、３ヶ月後にはなんと20キロ超の減量に成功！　80キロまで体重が落ちたのです。

山本さんはもともと食べることが大好きで、会食も多いため、これまでいろんなダイエットに挑戦しては食事制限の壁にぶつかり、うまくいかなかった経歴をお持ちでした。しかし、ロングブレス生活には、他のダイエットのような食事制限がほとんどないため、日々頑張れたそうです。また、ほかの変化については、「体幹が鍛えられ、ゴルフのミスも少なくなり、70台後半から80台で回れるように。睡眠の質もアップし、短時間でも深い眠りを得られるようになった」とおっしゃっていました。

おふたりともレッスンに来る前は憂鬱だそうですが（笑）、望月さんは「生涯現役」のために、山本さんは「人生の楽しみと共存できる」という思いのもと、現在もロングブレススタジオにお越しになっています。

ロングブレスの魔法がよりかかりやすくなる食事法、ご納得していただけましたか？　ぜひ、みなさんも今日から試してみてください。

# ［望月さんと山本さんの身体の変化］

望月さん（当時45歳）

**Before**

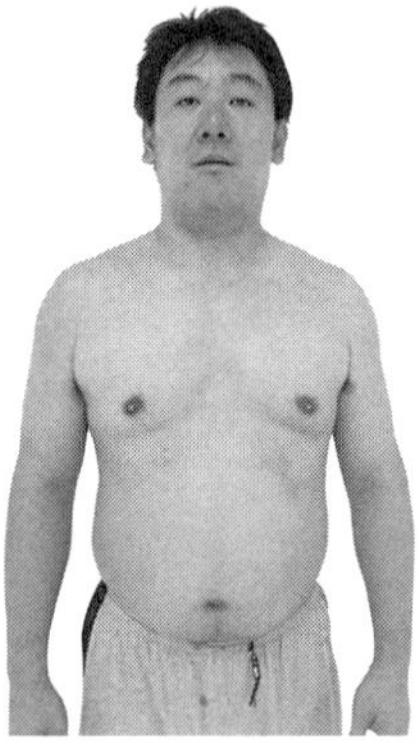

96.0kg

**After**

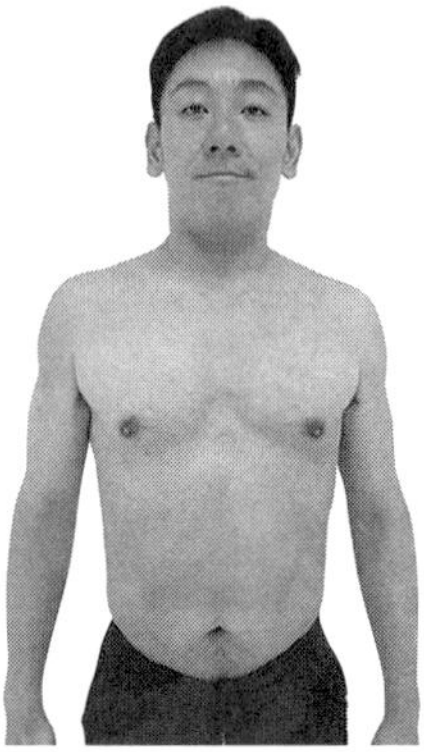

73.0kg

山本さん（当時46歳）

**Before**

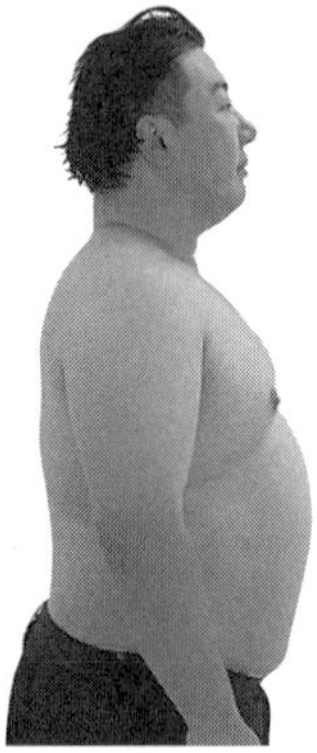

108.0kg

**After**

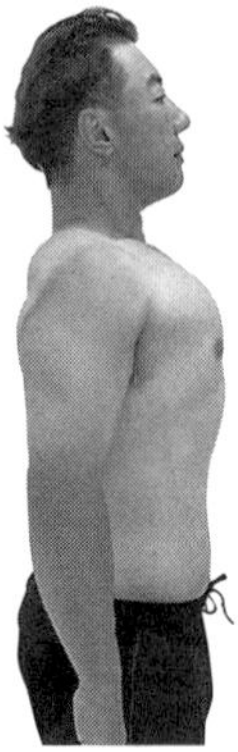

80.0kg

# おわりに　ロングブレスで最後まで自分らしく生きる

呼吸が起こした数々の魔法のようなエピソード。いかがでしたか？

ロングブレスが10年という歳月の間にいかに進化してきたか、きちんと理解してもらえたのではないかと思います。10年前、腰からくる痛みで未来がいっさい描けず絶望感しかなかった私の人生は、ロングブレスに導かれるようにして、新たな輝きを取り戻しました。改めて振り返ると、野球に明け暮れていた時代も、ドラマや映画に出ていた時代も、そして腰痛で味わった挫折も、すべてはロングブレスのためにあったと思えてなりません。

私は「人々を健康にすることが自分の使命」という一心で、この10年ロングブレスと向き合ってきました。呼吸を通して若く回復力のある身体をつくり、いくつになってもはつらつとした人生を、皆さんに歩んでもらいたい。そして、本書の冒頭でもお伝えしたように、「ロングブレスは究極の健康法」だと信じています。呼吸の強さは健康のバロメーターであり、息を強く長く吐けて困る人は一人もいません。

また、私たちは何もしなくても、毎日死に一歩ずつ近づいている状態です。ご存知のように、日本は長寿大国で、平均寿命は男性が約81歳、女性は約87歳まで延びました。しかし、健康寿命は男性が約72歳、女性が約75歳と、男性なら約9年、女性では約12年も差があるのです（「令和3年版高齢社会白書」調べ）。

誰しもできることなら、最後まで心も身体も自分らしくありたいと思いますよね。あらゆる細胞を活性化し、成長ホルモンの分泌を促すロングブレスなら、老化にあらがうことができる。死に向かうスピードを少しずつ遅らせることができるでしょう。

私はある程度の年齢から、人は「年齢＝見た目」で捉えていいと考えています。なぜなら、本書で紹介してきた方々のエピソードからもわかるように、身体の中が若ければ、おのずと見た目も若くなるからです。さらに、若く見えるということは、長く生きられる可能性が高いということ。昨今は新型コロナウイルスという、我々人間の生命を脅かす新たなウイルスが生まれてしまいました。この先も、いつどんなウイルスが現れ、私たちを不安にさせるかはわかりません。その不安を少しでもなくすために、ぜひロングブレスを生活に取り入れてもらいたいのです。未曽有の時代を生き抜くための最強の武器として、ロングブレスを活用してください。

もっと詳しくロングブレスを知りたい方は、これまでに出した書籍はもちろん、ＢＳ放送局「ＢＳＪａｐａｎｅｘｔ」で、毎朝6時から放送中の『ジャパネットプレゼンツ 長息 長生き ロングブレス』をご覧ください。左下の二次元コードからアプリをダウンロードすれば、番組をお好きなときに見ることができます。

この番組では、エクササイズとともに、かつて腰痛に悩まされていた経験を持つ私が開発した「ロングブレスの魔法　サポートベルト」についてもご紹介しています。ロングブレスとベルトを使って、あっという間に腰痛が消え去った方の〝奇跡体験〟をぜひご覧ください。

改めてお伝えしたいのは、ロングブレスの魔法は私だけではなく、誰もが体感できる。それが、ロングブレスのすごさなのです。

どうかまず1日2分、ロングブレスを日々の生活に取り入れて、不調や痛みのない幸せな人生を送ってください。

最後になりましたが、スタジオの会員の皆様、読者の皆様、そしていつも私を支えてくれる妻と娘に感謝をささげます。

「呼吸を変えれば人生が変わる」――。この言葉を実感してくれる方がいる限り、これからもロングブレスは進化を続けてまいります。

美木良介

# 参考文献


『血糖値がみるみる下がる！　７秒スクワット』宇佐見啓治／文響社

『体温力〝冷え〟をとれば病気は治る！』石原結實／ＰＨＰ研究所

『脳を鍛えるには運動しかない！』ジョン Ｊ．レイティ、エリック・ヘイガーマン著
野中香方子訳／ＮＨＫ出版

『ＮＨＫスペシャル　脳がよみがえる　脳卒中・リハビリ革命』市川衛／主婦と生活社

『医者が教える　肺年齢が若返る呼吸術』奥仲哲弥／学研プラス

『すべての不調は呼吸が原因』本間生夫／幻冬舎

『プレジデントファミリー』２０１３年10月号・２０１４年完全版／プレジデント社

『日刊ゲンダイ』２０１２年３月８日号・２０１２年11月９日号／日刊現代

『脳とココロのしくみ入門』加藤俊徳監修／朝日新聞出版

『ビジュアル図解　脳のしくみがわかる本』加藤俊徳監修／メイツ出版

「令和元年（２０１９）人口動態統計月報年計」
https://www.mhlw.go.jp/toukei/saikin/hw/jinkou/geppo/nengai19/dl/gaikyouR1.pdf

「平成29年版高齢社会白書」
https://www8.cao.go.jp/kourei/whitepaper/w-2017/html/gaiyou/s1_2_3.html

「令和３年版高齢社会白書」
https://www8.cao.go.jp/kourei/whitepaper/w-2021/zenbun/pdf/1s2s_02.pdf

『スタンフォード式　最高の睡眠』西野精治／サンマーク出版

『酵素が病気にならない体をつくる！』鶴見隆史／青春出版社

編集協力／今井恵
本文写真／庄嶋写真事務所
カバー写真／宮下潤
モデル／北林明日香・田辺里枝・篠崎由佳
イラスト／中川原透
本文DTP／美創
装丁・本文デザイン／鈴木大輔・江﨑輝海・仲條世菜（ソウルデザイン）
協力／ロングブレススタジオ
東京都港区赤坂2－12－13　UHA味覚糖赤坂ビル2F
http://www.longbreath.jp/

## 美木良介

1957年、兵庫県生まれ。高校在学時は野球部に所属し、74年の春のセンバツと翌年夏の甲子園に正三塁手として出場。法政大学進学後も将来を嘱望されたが、肘の故障のため野球を断念。大学卒業後はレコード会社のオーディションに応募。そのハスキーな声と歌唱力が認められ、81年1月に『涙きれいだね』で歌手デビューを果たす。84年のNHK連続テレビ小説『心はいつもラムネ色』で、主人公の親友を好演し注目を浴びる。以降はテレビドラマ・映画・舞台・CM、また歌手として幅広く活躍中。現在は「ロングブレス」の考案により、さらに活躍のフィールドを拡げている。著書に『美木良介のロングブレスダイエット』『美木良介のロングブレスダイエット 1週間即効ブレスプログラム』『美木良介のロングブレスダイエット 必やせ最強ブレスプログラム』『美木良介のロングブレスダイエット 健康ブレスプログラム』『美木良介のロングブレスダイエット 顔も身体も美しくやせるブレスプログラム』（すべて徳間書店）、『DVDでよくわかる！ 120歳まで生きるロングブレス』『ジャパネットの社員が毎朝実践する ロングブレス1週間即やせプログラム』（ともに幻冬舎）などがある。

**ロングブレスの魔法**
**呼吸を変えれば人生が変わる**

2021年10月25日　第1刷発行
2024年10月30日　第11刷発行

著　者　美木良介
発行人　見城 徹
編集人　森下康樹
編集者　山口奈緒子
発行所　株式会社 幻冬舎
〒151-0051 東京都渋谷区千駄ヶ谷4-9-7

電話　03(5411)6211(編集)
　　　03(5411)6222(営業)
公式HP：https://www.gentosha.co.jp/

印刷・製本所　株式会社 光邦


Printed in Japan
ISBN978-4-344-03826-4　C0095

この本に関するご意見・ご感想は、
下記アンケートフォームからお寄せください。
https://www.gentosha.co.jp/e/